Gustav Egli

Einfluss der Schichtstärke auf die Bruchfestigkeit von CAD/CAM Kronen

Gustav Egli

Einfluss der Schichtstärke auf die Bruchfestigkeit von CAD/CAM Kronen

Südwestdeutscher Verlag für Hochschulschriften

Impressum / Imprint
Bibliografische Information der Deutschen Nationalbibliothek: Die Deutsche Nationalbibliothek verzeichnet diese Publikation in der Deutschen Nationalbibliografie; detaillierte bibliografische Daten sind im Internet über http://dnb.d-nb.de abrufbar.
Alle in diesem Buch genannten Marken und Produktnamen unterliegen warenzeichen-, marken- oder patentrechtlichem Schutz bzw. sind Warenzeichen oder eingetragene Warenzeichen der jeweiligen Inhaber. Die Wiedergabe von Marken, Produktnamen, Gebrauchsnamen, Handelsnamen, Warenbezeichnungen u.s.w. in diesem Werk berechtigt auch ohne besondere Kennzeichnung nicht zu der Annahme, dass solche Namen im Sinne der Warenzeichen- und Markenschutzgesetzgebung als frei zu betrachten wären und daher von jedermann benutzt werden dürften.

Bibliographic information published by the Deutsche Nationalbibliothek: The Deutsche Nationalbibliothek lists this publication in the Deutsche Nationalbibliografie; detailed bibliographic data are available in the Internet at http://dnb.d-nb.de.
Any brand names and product names mentioned in this book are subject to trademark, brand or patent protection and are trademarks or registered trademarks of their respective holders. The use of brand names, product names, common names, trade names, product descriptions etc. even without a particular marking in this works is in no way to be construed to mean that such names may be regarded as unrestricted in respect of trademark and brand protection legislation and could thus be used by anyone.

Coverbild / Cover image: www.ingimage.com

Verlag / Publisher:
Südwestdeutscher Verlag für Hochschulschriften
ist ein Imprint der / is a trademark of
OmniScriptum GmbH & Co. KG
Heinrich-Böcking-Str. 6-8, 66121 Saarbrücken, Deutschland / Germany
Email: info@svh-verlag.de

Herstellung: siehe letzte Seite /
Printed at: see last page
ISBN: 978-3-8381-3844-2

Zugl. / Approved by: Zürich; Universität Zürich, Diss., 2013

Copyright © 2014 OmniScriptum GmbH & Co. KG
Alle Rechte vorbehalten. / All rights reserved. Saarbrücken 2014

Inhaltsverzeichnis

ZUSAMMENFASSUNG	3
EINLEITUNG	6
ZIEL DER STUDIE	12
MATERIAL UND METHODE	13
RESULTATE	39
DISKUSSION	48
SCHLUSSFOLGERUNGEN	61
LITERATURVERZEICHNIS	63

Zusammenfassung

Ziel der Studie war es, verschiedene Kronenschichtstärken neuer auf Keramik und Komposit- basierender Materialien auf ihr Bruchverhalten zu untersuchen. Als Nullhypothese wurde dabei angenommen, dass zwischen den verschiedenen getesteten Materialien und Schichtstärken keine signifikanten Unterschiede bestehen

Material und Methode: Aus 5 verschiedenen CAD/CAM Materialien (Vita Mark II, e.max CAD, Lava Ultimate, Enamic, In Coris TZI) wurden jeweils 8 Kronen mit verschiedenen Schichtstärken (0,5 mm, 1,0 mm und 1,5mm) gefertigt. Zuerst wurde eine Masterkrone mit überall gleichbleibender Schichtstärke von 0,5 mm modelliert, welche dann mittels der in der CEREC Software SW 4.0 vorhandenen Kopierfunktion auf die Stümpfe mit dickeren Schichtstärken kopiert wurde. So konnte eine immer gleichbleibende Okklusion und Passung gewährleistet werden. Pro Material wurden somit 24 Kronen auf mittels SLA Technik gefertigten Stümpfen auf Metacrylathbasis (E-Modul = 2,5 GPa) adhäsiv verklebt. Dazu wurde Variolink II, für die inCoris TZI Zirkonkronen Panavia 21 TC, verwendet. Nach 1,2 Mio. Kauzyklen mit gleichzeitigem Thermocycling in der Kaumaschine wurden alle Kronen auf initiale Frakturen im Durchlicht und unter dem Binokular untersucht. Diejenigen ohne Frakturen wurden in einer Universalprüfmaschine von Zwick auf ihre Bruchlast getestet. Die statistische Analyse erfolgte mit der One-Way ANOVA und der Weibull Analyse (SPSS 21.0).

Resultate:

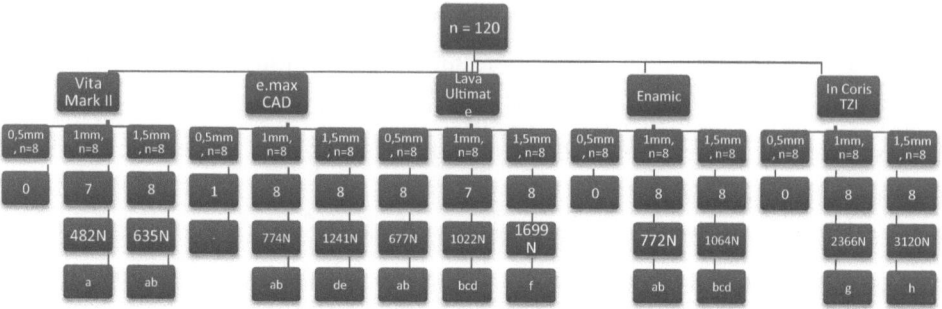

Diagramm 1, Auflistung der verschiedenen Materialien, deren mittleren Bruchwerte und die statistischen Signifikanzen

- 4. Zeile: Anzahl Kronen, die nach Kausimulation keine Frakturen aufwiesen
- 5. Zeile: Mittelwerte der Bruchlast nach Bruchversuch in Universalprüfmaschine
- 6. Zeile: Diejenigen Gruppen mit denselben Buchstaben weisen keinen statistisch signifikanten Unterschied nach ANOVA und posthoc-Test Scheffé auf

Signifikanz: Geht man davon aus, dass die maximale Kaubelastung ungefähr 600 – 700 N betragen kann, so könnten folgende Materialen als sicher eingestuft werden: Bei 0,5 mm Schichtstärke: Lava Ultimate, bei 1 mm Schichtstärke: Lava Ultimate, Enamic, e.max CAD, Zirkon inCoris TZI, bei 1,5 mm Schichtstärke: Vita Mark II, Lava Ultimate, Enamic, e.max CAD, Zirkon inCoris TZI. Die gemessenen Werte sind eher niedrig, da einerseits das E – Modul der Stümpfe mit 2,5 GPa relativ niedrig ist und deshalb die Stressbelastung innerhalb des Kronenmaterials höher ist. Das E–Modul der verschiedenen Komponenten scheint in dieser Studie einen Einfluss zu haben.

Es wäre daher von Interesse, durch variieren der verschiedenen Komponenten (Stumpfmaterialien, Adhäsivsysteme, Kronenmaterialien) das Verhalten und den Einfluss des E – Moduls auf die Bruchlast einer Vollkeramikkrone in weiteren Studien genauer zu erörtern.

Einleitung

Substanzabtrag bei Kronenpräparationen

Um einen Zahn mit einer Krone zu versorgen, ist ein hoher Substanzabtrag notwendig. Ungefähr 67,5%-75,6% Substanzabtrag (Edelhoff & Sorensen, 2002) sind für eine konventionelle Kronenpräparation nötig, um eine ausreichende Schichtstärke für die später angefertigte Krone zu erlangen. Eine Schwächung des Zahnes ist die Folge. Als Komplikation kann ein Präparationstrauma vor allem bei jungen Zähnen vorkommen, wobei der Zahn eine zusätzliche Wurzelkanalbehandlung benötigt und weiter geschwächt wird. So wurde eine niedrigere Zahl an endodontischen Komplikationen beobachtet, bei wenig invasiveren Präparationsformen. In einer Übersichtsarbeit wurden Kronen und Inlays auf die Pulpa-Vitalität nach 10 Jahren untersucht. Dabei zeigten bei den Inlays 5,5% einen Verlust der Pulpa-Vitalität, bei den Kronen hingegen waren es 14,5% (Kerschbaum & Voss, 1981). Die Einbeziehung von Schmelz bei minimalinvasiven Präparationen garantiert zusätzlich einen besseren Verbund mit Dentin, niedrigere Sensibilität nach dem Verkleben, bessere Unterstützung der keramischen Restauration und weniger endodontische Interventionen (Sorensen & Munksgaard, 1996).

Trotz der Problematik der Präparationstraumen werden zur Zeit bei vielen Keramikmaterialien, die im CAD/CAM – Verfahren verwendet werden, noch eine minimale Stufenbreite von 1 – 1,2 mm gefordert. Die Problematik liegt dabei darin, dass gerade beim Übergang von Schmelz zu Zement die minimale Restdentindicke von 0,7 mm (Jüde, 1986, Rossbach, 1982) unterschritten wird. Untersuchungen zeigen, dass nach einer derartigen Präparation, die vorgeschlagene minimale Restdentinstärke nur an 50% der Molaren des

Oberkiefers erhalten bleibt. Für die 25% - Quartile ergeben sich bei einer 1,2 mm - Stufe Werte von 0,34 mm bis 0,39 mm Restdentinstärke im Seitenzahnbereich. Stellt man die Forderung, in 75% der Fälle eine im Minimum 0,7 mm starke Restdentinstärke zu erhalten, ergibt sich die Möglichkeit der Präparation einer 0,8 mm breiten Stufe im Seitenzahnbereich (Polansky, Arnetzl, Haas, Keil, Wimmer & Lorenzoni, 1995). Dieselbe Problematik zeigt sich auch in der Front, dabei ist vor allem die Unterkieferfront sehr gefährdet. Diese Zähne sind sehr schmal und oft muss, um der Restauration genügend Platz für Gerüst und Verblendung zu bieten, im Verhältnis viel Substanz abgetragen werden. Um eine Restdentinstärke von 0,5 mm zu gewährleisten, dürfte bei den Unterkiefer-Frontzähnen maximal eine Stufe von 0,7 mm präpariert werden (Mohammadzadeh Akhlaghi, Jalalian & Hadegh, 2012).

Die CAD / CAM Technik

Heute ermöglichen viele neue CAD/CAM Systeme die direkte Herstellung von Kronen am Patienten. Dieses sogenannte Chairside - Verfahren gewinnt mehr und mehr an Bedeutung. Die Herstellungszeit für eine dentale Restauration wird minimiert. Die Zahnärzte können die Restaurationen sogar selber anfertigen. Eines der ersten CAD/CAM Verfahren, das chairside angewendet werden konnte, war das CEREC 1 System (Siemens, München, Deutschland), welches 1989 auf den Markt kam. Dieses arbeitete vorerst mit einem Schleifrad, welches die Rekonstruktionen vollautomatisch aus den Keramikblöcken schliff. Bereits das CEREC 2 System (Siemens, München, Deutschland) war dank eines zusätzlichen Zylinders fähig, Kronen und Teilkronen zu schleifen. Beim CEREC 3 (Sirona, Bensheim, Deutschland) wurde dann das Rad ganz weggelassen und dafür zwei zylinderförmige Schleifer eingesetzt. 2006 wurde der Zylinder modifiziert zum so genannten „Step bur". Bei diesem ist das oberste Drittel des

Zylinders schmaler als der Rest, was ein präziseres Formschleifen und doch eine lange Lebensdauer des Diamanten ermöglicht.

Um eine dreidimensionale Aufnahme der Kavität zu erhalten, bediente man sich dem Prinzip der Triangulation, bei welcher parallel Streifen auf die Oberfläche geworfen werden und anhand von Kamerasensoren die Verschiebung dieser registriert werden. Das erste Streifenmuster bestand dabei aus schwarzen und hellen Streifen, welche jeweils 250 µm breit waren. Die ersten Aufnahmen erfolgten genau in der Einschubrichtung der Rekonstruktion, zu Beginn wurde jeweils nur ein Bild geschossen. Von hier stammt auch der Begriff „optische Abdrucknahme". CEREC steht dabei für „computer–assisted CERamic REConstruction". Parallel wurde natürlich auch die Software immer weiter entwickelt. Waren anfangs die Rekonstruktionen plan, d.h. direkte Verbindungslinien von Kavitätenrand zu Kavitätenrand, konnte bei CEREC 2 schon die Okklusion zweidimensional gestaltet werden. Ab dem Cerec 3-System war dann die dreidimensionale Gestaltung mit Integration der Funktion, wie zum Beispiel die Okklusion der Antagonisten, möglich (Mörmann W., 2006).

Die CAD/CAM Technik erlaubt es, dentale Restaurationen aus Keramiken oder Kompositen unterschiedlicher Zusammensetzung (z.B. Feldspatkeramik, Zirkoniumdioxid, bzw. Polymere mit Mikrofüllstoffen) und unterschiedlicher Rohkörpergeometrien zu schleifen. Dabei werden die Keramiken entweder im vorgesinterten oder bereits im dichtgesinterten Zustand bearbeitet.

Nicht nur die Herstellungsverfahren werden ständig verfeinert, auch die Materialien werden ständig verbessert. Dabei kommen neuartige Materialien auf den Markt, welche jeweils die positiven Eigenschaften der verschiedenen Werkstoffe nutzen. So gibt es zur Zeit interessante Neuerungen bei Keramik /

Kunststoff-Hybriden, die vielversprechende Resultate bezüglich Bruchzähigkeit und Festigkeit aufzeigen, und mit den Materialeigenschaften nahe dem natürlichen Zahn liegen.

Minimale Schichtstärken

Zu der Frage der minimalen Schichtstärke wurden bereits einige Studien zu den sogenannten okklusalen Veneers, welche vor allem im Erosions- / Abrasions - Gebiss zur Anwendung kommen, durchgeführt. Dabei zeigen vor allem Komposite vielversprechende Resultate: In einer computer-simulierten Studie konnte gezeigt werden, dass keine Empress-CAD und nur 20 % der e.max-CAD okklusalen Veneers die Belastung von 800 N bei 0,6 mm Materialdicke überlebten, jedoch die Komposite nicht versagten bei 90 % der Proben (Magne, Stanley & Schlichting, 2012). Ähnliche Resultate ergaben eine In-vitro-Studie, bei welcher auf natürliche Molaren mit simuliertem erosiven Veränderungen bis ins Dentin okklusale Veneers mit einer Schichtstärke von 1,2 mm geklebt wurden. Bei der Kausimulation wurde Schrittweise die Belastung erhöht bis zu einem Maximum von 30'000 Zyklen pro Belastungsstufe. IPS Empress CAD versagte dabei bei einer durchschnittlichen Belastung von 900 N, keine der IPS Empress CAD Proben überlebte alle 185'000 Zyklen. Bei 185'000 Zyklen und maximale Belastung von 1400 N wurde der Versuch beendet. IPS e.max.CAD zeigte 30% Überlebensrate nach 185'000 Zyklen und der höchsten Belastungsstufe mit 1400 N, MZ100 (Komposit) sogar 100% (Magne, Schlichting, Maia & Baratieri, 2010).

Neue Materialien und die Adhäsivtechnik ermöglichen es heute von den konventionellen Präparationsformen wegzukommen und eher defektorientiert zu rekonstruieren. Bei der konventionellen Kronenpräparation beträgt die okklusale Reduktion 1,5 mm in der tiefsten Fissur. Die zirkuläre Präparation erfolgt in einem Winkel von ungefähr 6 Grad. Die zirkuläre Stufe ist 1,2 mm breit und die Stumpfhöhe zwischen dem okklusalen Plateau und der zirkulären Stufe beträgt 4 mm (Mörmann, Rathke & Lüthy, 1998). Die übliche Reduktion für Keramikrestaurationen beträgt 1,5 – 2,00 mm (Federlin, Krifka, Herpich, Hiller & Schmalz, 2007, Stappert, Chitmongkolsuk, Silva, Att & Strub, 2008).

Die Adhäsivtechnik

In verschiedensten Studien wurde bereits belegt, dass unabhängig von der Stumpfpräparation, die Bruchlastwerte von adhäsiv eingesetzten Kronen stets höher war als jene von mit Zinkphosphatzement zementierten Kronen (Mörmann, Rathke & Lüthy, 1998). Deshalb und auch wegen der Entwicklung von stärkeren Materialien in Kombination mit CAD/CAM Techniken und innovativen Adhäsivtechnologien wie sofortigem Dentin Verschluss (Magne & Douglas, 1999, Dietschi, Monasevic, Krejci & Davidson, 2002, Magne P., 2005), sollten mehr konservative Herangehensweisen in Betracht gezogen werden.

Zur Zeit scheint es so, dass nicht notwendigerweise das Material mit einer höheren Biegefestigkeit auch tatsächlich in einer Restauration mit höheren Belastungstoleranz mündet. Tatsächlich ist es so, dass die strukturelle Integrität einer komplexen Struktur aus einem mehrschichtigen Material, wie restaurierte Zähne, nicht alleine durch die Verwendung der Festigkeit der Materialien vorausgesagt werden (Kelly J., 1995). Die intrinsische Festigkeit, wie auch die Dicke des Materials, hat einen limitierten Einfluss auf die Fehler, die durch Biegebelastungen entstehen. Diese Biegebelastungen reagieren viel empfindlicher auf die verschiedenen E–Module zwischen dem verwendeten Restaurationsmaterial, dem verwendeten Klebestoff und dem Dentin (Kelly J., 1999). In vitro wurden dünne okklusale Veneers bereits getestet und wiesen im Gegensatz zu den herkömmlichen Keramiken erstaunlich gute Überlebensraten vor. Die relativ nahe beieinander gelegenen E–Module von Dentin und dem Komposit (wie MZ100) könnte eine wichtige Rolle in der Performance der Zahnrekonstruktion spielen (Magne, Schlichting, Maia & Baratieri, 2010).

Ziel der Studie

Kronen gefertigt aus neueren Materialien basierend auf Zirkonoxid, verstärkten Glaskeramiken, Komposit–Glaskeramik-Hybriden und Komposit könnten in einer kleineren Schichtstärke angefertigt werden und somit den Substanzabtrag verringern und gesunde Zahnhartsubstanz erhalten, was insgesamt zu einer Stärkung des Zahnes führt.

Das Ziel dieser Studie ist, verschiedene Mindestschichtstärken neuer auf Keramik und Komposit basierenden Materialien auf ihr Bruchverhalten bei Kronen zu untersuchen. Als Nullhypothese wird dabei angenommen, dass zwischen den verschiedenen getesteten Materialien und Schichtstärken keine signifikanten Unterschiede bestehen.

Material und Methode

Materialien und Gruppeneinteilung

Für diese Studie wurden 5 Gruppen gebildet. Jede Gruppe besteht aus einem anderen Kronenmaterial und hat jeweils 3 Untergruppen mit den verschiedenen Schichtstärken:

Gruppe A: 24 Kronen: VitaMark II[1]
Gruppe B: 24 Kronen: e.max CAD[2]
Gruppe C: 24 Kronen: 3M Lava Ultimate (RNC=Resin Nano Ceramic)[3]
Gruppe D: 24 Kronen: Enamic[4]
Gruppe E: 24 Kronen: inCoris TZI hoch transluzente Zirkonoxidkeramik[5]

Je Gruppe gibt es zusätzlich noch 3 Untergruppen mit den verschiedenen Schichtstärken von:

a: 0,5 mm (n = 8)
b: 1,0 mm (n = 8)
c: 1,5 mm (n = 8)

Gesamt gibt es 24 Kronen pro Gruppe. Total wurden 120 Kronen gefertigt.

---

[1] VITA Zahnfabrik H. Rauter GmbH & Co. KG, Postfach 1338, D-79704 Bad Säckingen, Germany
[2] Ivoclar Vivadent AG, Bendererstrasse 2, FL – 9494 Schaan, Liechtenstein
[3] 3M (Schweiz) AG, 3 M ESPE Dental Products, Eggstr. 93, CH – 8803 Rüschlikon
[4] Ivoclar Vivadent AG, Bendererstrasse 2, FL – 9494 Schaan, Liechtenstein
[5] Sirona Dental Systems, Fabrikstrasse 31, 64625 Bensheim, Deutschland

Gruppe A: VitaMarkII

Eine zweite Generation von Feinpartikel-Feldspatkeramik (CEREC VITABLOCS Mark II) ist seit 1991 verfügbar. Die klinische Überlebensrate von verklebten Restaurationen beträgt nach 10 Jahren 95 %. Mehr als 6 Millionen Restaurationen wurden bereits aus dem Mark II Material gefertigt (VIDENT, 2003).

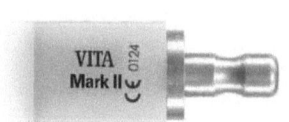
Abbildung 1, Vita Mark II Block

Die Abrasionseigenschaften sind dem menschlichen Schmelz sehr nahe (VIDENT, 2003). Dies ist auf den industriellen Sinterungsprozess wie auch auf die sehr kleine Partikelgrösse (im Schnitt 4 µm) zurückzuführen. Die Feldspat Partikel sind gleichmässig in der Glasmatrix eingelagert. Standardisierte, kontrollierte und industrielle Herstellung unter Einhaltung eines optimierten Sinterungsprozesses unter Vacuum bei 1170 Grad garantieren eine homogene Mikrostruktur mit gleichbleibender Materialqualität (VIDENT, 2003).

Gruppe B: e.max CAD

IPS e.max CAD ist ein Lithium-Disilikat-Glaskeramik-Block für die CAD/CAM Technologie. Der Block lässt sich in der kristallinen Zwischenstufe sehr einfach in einem CAD/CAM - Gerät bearbeiten. Die für IPS e.max CAD charakteristische und auffallende Farbe geht von weisslich über blau bis zu blau – grau. Diese Farbe ist bedingt durch die Zusammensetzung

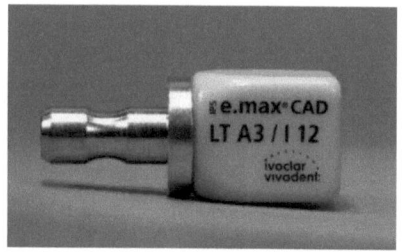
Abbildung 2, e.max CAD Block

und durch das Gefüge der Glaskeramik. Die Festigkeit des Materials beträgt in der bearbeitbaren Zwischenphase 130–150 MPa. Nach dem Schleifen der IPS e.max CAD Blöcke erfolgt die Kristallisation der Resauration in einem Ivoclar Vivadent Keramikbrennofen (z.B. Progamat® P 300, P 500, P 700). Der ca. 20 – 31 minütige Kristallisationsprozess läuft, anders als bei einigen anderen CAD/CAM Keramiken, ohne grosse Schrumpfung bzw. aufwändigem Infiltrationsprozess ab. Der Kristallisationsprozess bei 840–850 Grad führt zu einer Gefügeumwandlung, wobei kontrolliert Lithium-Disilikat Kristalle wachsen. Die hiermit verbundene Verdichtung um 0.2 % ist in der jeweiligen Software hinterlegt und somit beim Schleifprozess berücksichtigt. Durch die Gefügeumwandlung werden physikalische Endeigenschaften wie 360 MPa Festigkeit und entsprechende optische Eigenschaften erreicht (Ivoclar Vivadent technical, 2009).

Gruppe C: 3M Lava Ultimate

Die beim Lava Ultimate Restaurations - material angewendete Nanotechnologie wird mit Kunststofftechnologie gekoppelt um eine optimale Kombination aus Festigkeit und Ästhetik zu erhalten.

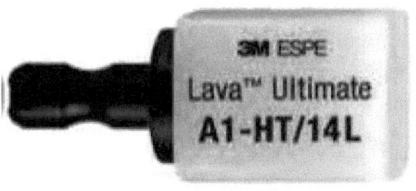

Abbildung 3, Lava Ultimate Block

Bei den Nanomer-Partikeln in Lava Ultimate handelt es sich um monodisperse, nicht aggregierte und nicht agglomerierte Nanopartikel. Lava Ultimate Restaurationsmaterial enthält zwei Typen von Nanopartikeln: Siliziumoxid – Nanomere mit einem Durchmesser von 20 nm und Zirkoniumoxid-Nanomere mit einem Durchmesser von 4 – 11 nm. Die synthetischen Nanopartikel werden unter Anwendung eines firmenspezifischen Verfahrens mit einem

Silanhaftvermittler behandelt. Das funktionalisierte Silan bindet sich chemisch an die nanokeramische Oberfläche. Darüber hinaus bindet es sich während der Herstellung der Blöcke chemisch an die Kunstharzmatrix.

Nanocluster-Partikel setzen sich aus gebundenen Aggregaten synthetischer Nanopartikel zusammen. Auch wenn sie sich strukturell von dichten Partikeln unterscheiden, verfügen diese Nanocluster über eine strukturelle Integrität, die eine Einbindung eines hohen Anteils an keramischen Füllstoffen in die Blöcke ermöglicht, wodurch die Blöcke eine hervorragende Festigkeit, Bruchzähigkeit und Abriebfestigkeit erhalten sollen. Die Nanocluster – Partikel aus Zirkoniumoxid – Siliziumoxid im Lava Ultimate werden aus 20 nm Siliziumoxid-Partikeln und 4-11 nm Zirkoniumoxid-Nanopartikeln synthetisiert. Die Nanocluster werden mit demselben Silanhaftvermittler behandelt, der auch bei den Nanomer-Partikeln Anwendung findet. Die durchschnittliche Grösse der Nanocluster – Partikel beträgt 0,6-10 µm.

Die Rezeptur für Lava Ultimate Restaurationsmaterial basiert auf der Verwendung von Nanomer- und Nanocluster-Füllpartikeln mit einem Gewichtsgehalt an nanokeramischem Material von ca. 80 %. Indem Nanomer – Partikel zu Zusammensetzungen, die Nanocluster enthalten, hinzugefügt werden, wird der Zwischenraum der Füllpartikel verringert, was einen höheren nanokeramischen Gehalt zur Folge hat (3M ESPE, 2012).

Gruppe C: ENAMIC

Die Hybridkeramik VITA ENAMIC besteht aus einer porösen keramischen Matrix mit einer Dichte von 1,82 (+/- 0,3) g/cm³, deren Poren mit einem Polymermaterial gefüllt werden. Der anorganische Keramikanteil beträgt ca. 86 Gewichts %, der organische Polymeranteil ca. 14 Gewichts %.

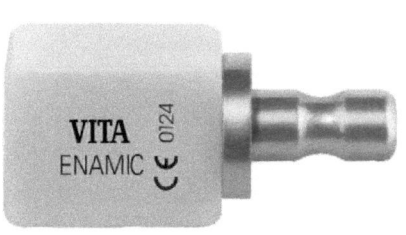

Abbildung 4, ENAMIC Block

Die Kombination dieser beiden Materialien sollen vorteilhafte Eigenschaften bewirken. So wurden beispielsweise eine geringere Sprödbruchneigung im Vergleich zu reiner Keramik und eine sehr gute CAD/CAM Maschinen - Verarbeitbarkeit erzielt.

Die Herstellung des Hybridwerkstoffes erfolgt durch die Infiltration eines porösen Keramikgrundkörpers mit einer Monomermischung und anschliessender Aushärtung zum Polymer. Die Zusammensetzung der Keramik entspricht einer aluminiumoxidangereicherten Feinstruktur – Feldspatkeramik (Bojemüller & Coldea, 2012).

Gruppe E: inCoris TZI

Bei der Keramik inCoris TZI handelt es sich um Blöcke aus Zirkonoxidkeramik. Die Blöcke werden teilgesintert hergestellt, anschließend mit dem CAD/CAM-System inLab vergrößert zu Einzelanfertigungen verarbeitet und danach dichtgesintert.

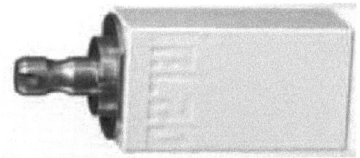

Abbildung 5, inCoris TZI Block

Der Sinterprozess läuft, solange nicht das Speed- oder das Super Speed- Programm verwendet wird, nach folgendem in dieser Studie verwendetem Classic Programm ab:

Heizrate °C / min	Haltetemperatur °C	Haltezeit min
25	800	0
15	1510	120
30	200	0

Tabelle 1, Classic Sinterprogramm

Die ästhetischen Eigenschaften von inCoris TZI ermöglichen die Anwendung als vollanatomische Kronen und Brücken (Sirona, 2011).

Zusammenfassung der Materialeigenschaften der verwendeten CEREC Blöcke

Mischung von Feldspat Partikeln in Glasmatrix	30 Vol %
Dichte	2,44 +/- 0.01 g/cm^3
Knoop Härte HK 0,2/30	521 +/- 8
Vickers Härte HV 0,1/15	640 +/- 20
Biegefestigkeit (Schwickerath, 1992)	154 +/- 15 MPa
Risszähigkeit (SENB method)	MPa √m 1,7 +/- 0.1
Toughness (Vickers indentation)	MPa √m 2,2 +/- 0.1
Young's Modulus	63,0 +/- 0,5 GPa
Elastitätsmodul (Resonanzmethode)	45 +/- 0,5 GPa

Tabelle 2, Materialeigenschaften von Vita Mark II (VIDENT, 2003) (VITA, 2012)

	Teilkristallisierter Zustand	Vollkristallisierter Zustand
Biaxialfestigkeit (ISO 6872)	130 +/- 30 MPa	360 +/- 60 MPa
Bruchzähigkeit (SEVNB)	0,9 – 1,25 Mpa m$^{1/2}$	2,0 – 2,5 MPa m$^{1/2}$
Vickershärte	5400 +/- 200 MPa	5800 +/- 200 MPa
E - Modul		95 +/- 5 GPa
WAK (100 – 500°C)		10,45 +/- 0,4 10^{-6}K^{-1}
Dichte		2,5 +/- 0,1 g/cm^3
Lineare Schrumpfung während des Tempervorgangs	0,2%	
Chemische Löslichkeit	100 – 160 µg/cm^2	30 – 50 µg/cm^2

Tabelle 3, Materialeigenschaften von e.max CAD (ivoclar vivadent, 2009)

Bruchzähigkeit	K (IC) 2.02, σ (x) 0.15
Biegefestigkeit	204,00 MPa, σ (x) 19.00
Biegemodul	12,80 MPa, σ (x) 1.00
Elastizitätsmodul	12,77 GPa, σ (x) 0.99
3-Körper-Abrieb nach ACTA, Materialverlust nach 200k Zyklen (µm)	µm los 6,3, σ (x) 0,4
Druckfestigkeit	MPa 383, σ (x) 32

Tabelle 4, Materialeigenschaften von Lava Ultimate (3M ESPE, 2012)

Bruchlast statisch auf ENAMIC-Stümpfen	2890
Dichte	2,1 g/(cm)³
Biegefestigkeit	150 – 160 MPa
Elastizitätsmodul	30 GPa
Dehnung bei Bruch	0,5%
Weibull Modul	20
Härte	2,5 GPa
Risszähigkeit	1,5 MPa √m

Tabelle 5, Materialeigenschaften von Enamic (Bojemüller & Coldea, 2012)

Dichte:	6,08 g cm⁻³
Bruchzähigkeit KIC	6,4 MPa m$^{1/2}$
Wärmeausdehnungskoeffizient (20-500°C):	10,4 10⁻⁶ K⁻¹
Biegefestigkeit:	> 900 MPa
E – Modul	Ca. 200 GPa

Tabelle 6, Materialeigenschaften von in Coris TZI gelten für den in einem inFire HTC / inFire HTC speed Sinterofen dichtgesinterten Werkstoff (Sirona, 2011)

Zusammenfassung der chemischen Eigenschaften der verwendeten CEREC Blöcke

Oxide	SiO_2	Al_2O_3	Na_2O	K_2O	CaO	TiO_2
Anteil in Gew.%	56 – 64	20 – 23	6 – 9	6 – 8	0,3 – 0,6	0,0 – 0,1

Tabelle 7, Chemische Zusammensetzung von Vita Mark II (VITA, 2012)

Oxide	SiO_2	Li_2O	K_2O	P_2O_5	ZrO_2	ZnO	Al_2O_3	MgO	Färbende Oxide
Anteil in Gew. %	57,0 – 80,0	11,0 – 19,0	0,0 – 13,0	0,0 – 11,0	0,0 – 8,0	0,0 – 8,0	0,0 – 5,0	0,0 – 5,0	0,0 – 8,0

Tabelle 8, Chemische Zusammensetzung von e.max CAD (ivoclar vivadent, 2009)

Siliziumdioxid	SiO_2	58 – 63%
Aluminiumoxid	$Al2O_3$	20 – 23%
Natriumoxid	Na_2O	9 – 11%
Kaliumoxid	K_2O	4 – 6%
Bortrioxid	B_2O_3	0.5 – 2%
Zirkoniumdioxid	ZrO_2	< 1%
Kalziumdioxid	CaO	< 1%

Tabelle 9, Zusammensetzung des Keramikanteils (86 Gew% bzw. 75 Vol%) von Enamic (Bojemüller & Coldea, 2012)

UDMA	Urethandimethacrylat
TEGDMA	Trethylenglycoldimethacrylat

Tabelle 10, Zusammensetzung des Polymeranteils von ENAMIC (14 Gew%, 25 Vol%) (Bojemüller & Coldea, 2012)

Komponente	InCoris TZI
$ZrO_2+HfO_2+Y_2O_3$	≥ 99,9%
Y_2O_3	5,4%
HfO_2	≤ 5%
Al_2O_3	≤ 0,005%
Fe_2O_3	≤ 0,02%
Andere Oxide	≤ 0,2%

Tabelle 11, Chemische Zusammensetzung von in Coris TZI (Sirona, 2011)

Stumpfherstellung

Die Zahnstümpfe wurden stereolitographisch so gefertigt, dass sie die Masse von für Vollkeramik präparierten, menschlichen Durchschnittsmolaren haben. [6]

Es wurde die sogenannte Schulterpräparation verwendet. Diese im cervikalen Bereich rechtwinklig abgerundete Präparationsform wurde entwickelt um die Festigkeit von Kronen durch grössere Wandstärken zu steigern. Die entstehende Schulter steigert die Widerstandsfähigkeit gegenüber transversalen Belastungen und ermöglicht eine Abstützung der Restauration am Stumpf wodurch das Frakturrisiko sinkt. Dabei ist eine ausreichende Entfernung der Zahnsubstanz im zervikalen Bereich notwendig. Der Präparationsrand ist definierbar und das Ausmass der Zahnreduktion gut abschätzbar. Bei konventioneller Kronenpräparation (klassisch) beträgt die okklusale Reduktion 1,5 mm in der tiefsten Fissur und es wird ein planes, okklusales Plateau präpariert. Die zirkuläre Präparation hat einen Neigungswinkel von 6 Grad. Die zirkuläre Stufe ist 1,2 mm breit, die Stumpfhöhe zwischen dem okklusalen Plateau und der zirkulären Stufe beträgt 4 mm (Lampe, Lüthy, Mörmann & Lutz, 1997, Mörmann, Rathke & Lüthy, 1998, Rekow, Harsonob, Janal, Thompson & Zhang, 2006).

Abbildung 6, Stumpfansicht von buccal mit 0.5mm Reduktion

---

[6] infiniDent Services GmbH, Berliner Alle 58, 64295 Darmstadt, Deutschland

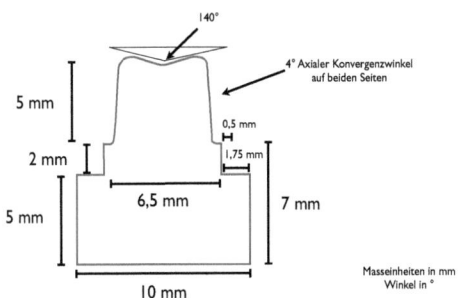

Abbildung 7, Stumpfansicht von mesial mit 0.5mm Reduktion

Vorerst wurde mittels der CAD – Software „Pro ENGINEER Wildfire 4.0"[7] der Stumpf mit der späteren Kronendicke von 0,5 mm designt. Die Schulterpräparation ist dabei zirkulär 0,5 mm breit. Später wurde dann die Krone so gefertigt, dass die Schichtstärke, das heisst die Dicke des Kronenmaterials von der Kronenoberfläche bis zum Beginn des Zementspaltes, überall genau 0,5 mm beträgt.

---
[7] PTC Firmenzentrale 140 Kendrick Street Needham, MA 02494 USA

Für die Herstellung der Stümpfe mit 1 mm und 1,5 mm Stufenbreite wurde jeweils der gesamte Stumpf mit der 0,5 mm Schulter oberhalb der Präparationsgrenze in seiner Grösse skaliert. An dem gesamten Anteil oberhalb der Schulter wurde sowohl in der vertikalen wie auch in der horizontalen Dimension gleichmässig 0,5 mm Substanz entfernt für die späteren 1 mm dicken Kronen, respektive 1mm für die späteren 1,5 mm dicken Kronen. So wurde sichergestellt, dass die Materialstärke der angefertigten Kronen gleichmässig 0,5 mm, 1 mm, respektive 1,5 mm beträgt.

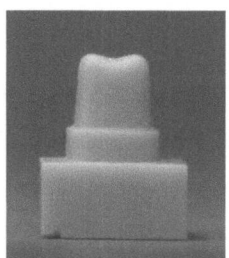
Abbildung 8, Mesialansicht, 0,5 mm Stumpf

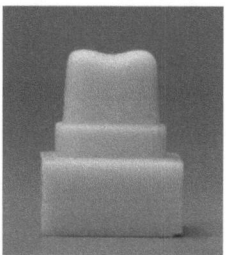
Abbildung 9, Buccalansicht, 0,5 mm Stumpf

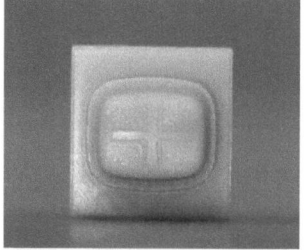
Abbildung 10, Okklusalansicht, 0,5 mm Stumpf

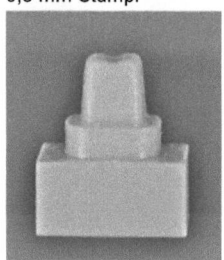
Abbildung 11, Mesialansicht, 1 mm Stumpf

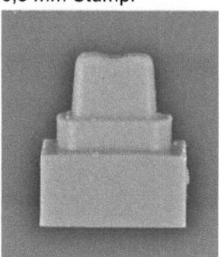
Abbildung 12, Buccalansicht, 1 mm Stumpf

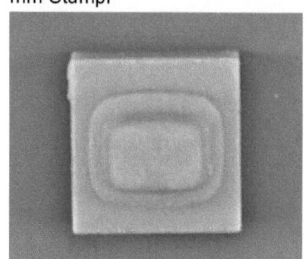
Abbildung 13, Okklusalansicht, 1 mm Stumpf

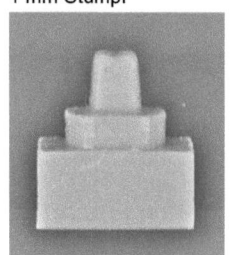
Abbildung 14, Mesialansicht, 1,5 mm Stumpf

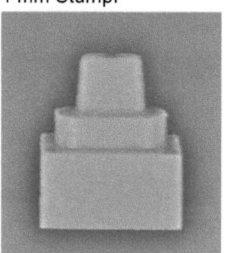
Abbildung 15, Buccalansicht, 1,5 mm Stumpf

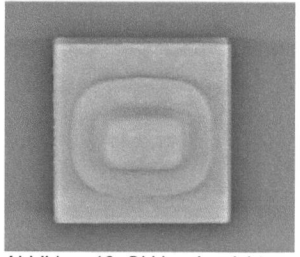
Abbildung 16, Okklusalansicht, 1,5 mm Stumpf

Bei der SLA (Stereolitographie) Technik wird Schicht für Schicht des Stumpfes mittels additivem Verfahren aufgebaut. Hierfür wird der Maschinentyp Viper Si2[8] verwendet. Die Maschine wird mit einer Schichtauflösung (Z – Achse) von 100 µm im Sockelbereich der Modelle und 50 µm im Bereich der Zahnstümpfe betrieben.

Ausgangsmaterial ist ein flüssiges Kunstharz auf Methylacrylatbasis. Das Material wird schichtweise mit einem Laser (Nd:YVO4) belichtet. Das vom Laser emittierte Licht liegt im UV – Bereich. Die Materialverfestigung erfolgt durch das Prinzip der Photopolymerisation. Nach Abschluss des eigentlichen Bauprozesses in der Maschine müssen die hergestellten Modellteile gereinigt und in einer UV – Kammer nachbelichtet werden.

Materialeigenschaften

E - Modul	2100 – 2500 MPa
Biegefestigkeit	110 – 130 MPa
Härte	80 – 84 Shore D

Tabelle 12, Materialeigenschaften der Stümpfe (Gemäss Angaben infiniDent GmbH, Darmstadt, Deutschland)

Kronenherstellung

Die STL Datei der 0,5 mm Stümpfe wurde in eine RST-Datei konvertiert und so direkt in die CEREC SW 4.0[9] Software implementiert. Die Masterkrone wurde auf diesen virtuellen Stumpf angepasst. Dabei wurde eine Masterkrone gefertigt mit einer Schichtstärke von 0,5 mm und einem Spacer von 80 µm. Dies ermöglicht eine präzise Passgenauigkeit und garantiert einen genügenden Zementausfluss beim Einsetzen der Krone. Alle anderen Parameter wurden

---
[8] 3 D Systems, 333 Three D Systems Circle Rock Hill, SC 29730 USA
[9] Cerec 4.02 Software, CEREC AC, Blue Cam, Sirona Dental Systems, Fabrikstrasse 31, 64625 Bensheim

dabei auf 0 gestellt. Von Hand wurde die Krone mittels den in der CEREC SW 4.0 Software zur Verfügung stehenden Instrumente so modelliert, dass die Schichtstärke überall genau 0,5 mm betrug (Abbildung 24). Dies wurde anhand der Funktion „Mindestschichtstärke anzeigen", den genauen „Cursordetails" und den „Schnittbildern" überprüft.

Für die Gruppen mit 1 respektive 1,5 mm Schichtstärke wurden die jeweiligen Stümpfe nach der Bepuderung mit dem Vita Powder Scan Spray[10] mit der Blue Cam eingescannt (Abbildung 24). Für jeden Stumpf wurden mit der Blue Cam insgesamt 5 Aufnahmen gemacht: Jeweils eine von okklusal, 30° distal geneigt, 30° mesial geneigt, 30° buccal geneigt und 30° lingual geneigt und die schon bestehende Masterkrone mittels der Kopierfunktion der CEREC SW 4.0 Software auf die Stümpfe kopiert. Die Genauigkeit der Aufnahmen mittels der Blue Cam weisen dabei eine minimale Abweichung von ungefähr 19 µm auf (Mehl, Ender, Mörmann & Attin, 2009). Die Aufnahmen der Masterkronen (bereits fest verklebt auf dem 0,5 mm Stumpf) erfolgten nach demselben Schema, wie die der Stümpfe, so konnte eine exakte Überlagerung sichergestellt werden. Dementsprechend war keine Nachbearbeitung an den so übertragenen Kronen mehr nötig. Dies garantiert dieselben okklusalen Verhältnisse in der Kaumaschine und bei dem darauffolgenden Bruchtest.

---

[10] VITA Zahnfabrik H. Rauter GmbH & Co. KG, Postfach 1338, D-79704 Bad Säckingen, Germany, Art Nr.: ECSCAN75

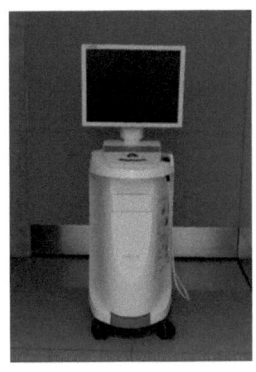
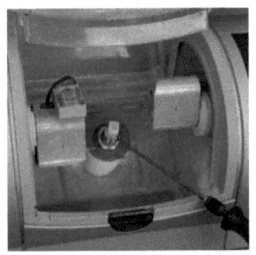
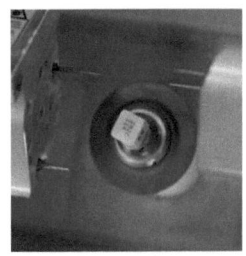

Abbildung 17, CEREC AC Einheit mir Blue Cam

Abbildung 18, Kammer der InLAB Schleifeinheit

Abbildung 19, Kammer der InLAB Schleifeinheit

Die Fertigung aller Kronen erfolgte immer durch dieselbe Schleifeinheit.[11] Die Schleifkörper[12] und der Wassertank wurden jeweils nach dem Schleifen von 8 Kronen gewechselt, respektive gespült und gereinigt, um sicher zu stellen, dass die Passgenauigkeit nicht von der Abnützung der Schleifkörper beeinflusst wird und die Okklusion bei allen Kronen gleich bleibt. Durch das regelmässige Reinigen des Kühlwassertankes wurde sicher gestellt, dass der Schleifprozess nie unterbrochen wurde. So kann eine Präzision von ungefähr 55 µm erreicht werden, wenn man alle, die Präzision beeinflussenden Faktoren mit einrechnet. Die Präzision wird beeinflusst von der Auflösung der CEREC Kamera (25 µm) und der Schleifeinheit (30 µm) (Fasbinder, 2006). Trotz der Genauigkeit beim Schleifprozess war es nicht möglich mit den oben genannten Einstellungen die 0,5 mm dicken inCoris TZI Kronen zu schleifen. Diese zerfielen schon während des Schleifprozesses in kleine Fragmente. Deshalb konnten für die darauffolgenden Versuche nur die 1 mm und 1,5 mm dicken Kronen für inCoris TZI verwendet werden.

---

[11] In Lab MC XL, Sirona Dental Systems, Fabrikstrasse 31, 64625 Bensheim
[12] Step Bur 12 (Sirona Ref.: 62 60 025) und Cylinder Pointed Bur 12S (Sirona Ref.: 62 40 159), Für inCoris TZI: Step Bur 20 (Sirona Ref.: 6259 597) und Cylinder Pointed Bur 20 (Sirona Ref.: 62 59 589), Sirona Dental Systems, Fabrikstrasse 31, 64625 Bensheim

Bei sämtlichen geschliffenen Kronen (n = 112) wurde nichts mehr an der Trennstelle manipuliert. Sie wurden in dem Zustand belassen, wie sie die Schleifeinheit verliessen.

Die e.max.CAD (n = 24) und TZI in Coris Kronen (n = 16) wurden im Brennofen[13], beziehungsweise Sinterofen[14], nach den vom Hersteller vorgegebenen Brennzyklen vergütet. Dabei wurden die e.max.CAD Kronen vor dem Brennvorgang mit Object Fix[15] auf dem grössten, gerade noch passenden Objektträger fixiert. Dadurch kann ein optimaler Brennvorgang und Wärmeleitung, beziehungsweise Abkühlung, gewährleistet werden (ivoclar vivadent, 2009). Die Restaurationen aus inCoris TZI wurden im trockenen Zustand dicht gesintert. Die Restaurationen wurden mindestens 15 Minuten auf einer Glasplatte getrocknet. Beim Sinterprozess musste darauf geachtete werden, dass die Kronen auf einer Schicht Sinterkugeln auflagen. Dies ermöglichte ein reibungsloses Schrumpfen der gesamten Restauration (Sirona, 2011).

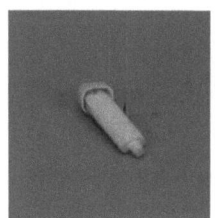 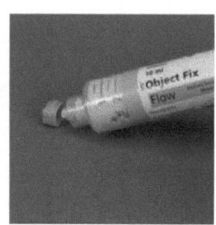 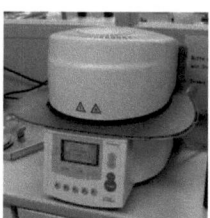 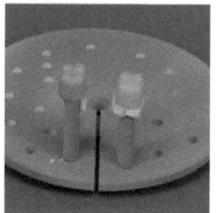

Abbildung 20, e.max.CAD mit Halter
Abbildung 21, Object Fix Flow
Abbildung 22, Progamat CS
Abbildung 23, e.max.CAD vor und nach dem Brennvorgang

---

[13] Progamat CS, Ivoclar Vivadent AG, Bendererstrasse 2, FL – 9494 Schaan, Liechtenstein
[14] Infire HTC Speed, Sirona Dental Systems, Fabrikstrasse 31, 64625 Bensheim
[15] Ivoclar Vivadent AG, Bendererstrasse 2, FL – 9494 Schaan, Liechtenstein

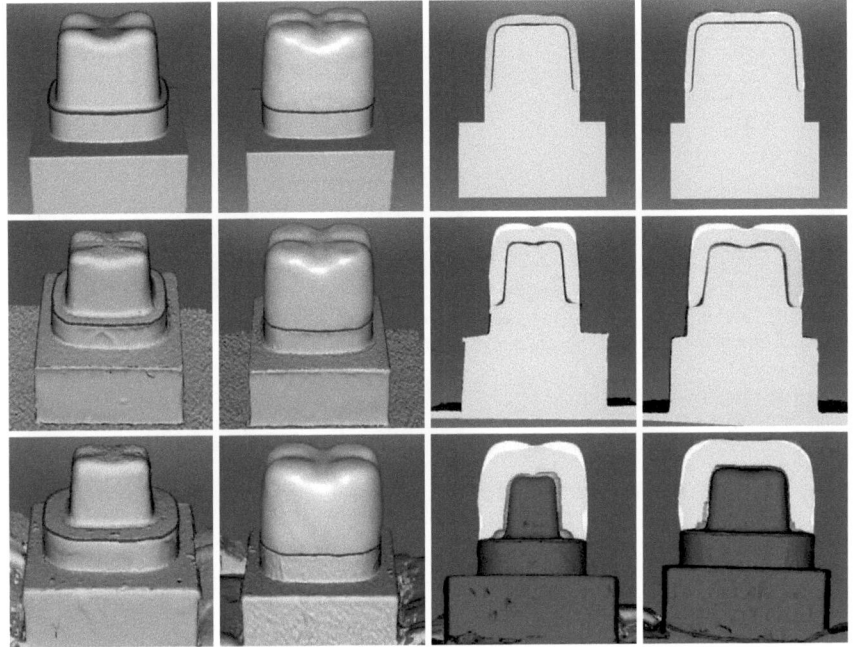

Abbildung 24, 0,5mm, 1mm und 1,5mm Stumpfansichten aus der CEREC Software SW 4.0 mit Schnittbildern

In Abbildung 24 markieren in den Schnittbildern diejenigen Anteile, welche hellblau angefärbt sind, diejenigen Bereiche, wo die Materialstärke jeweils genau 0,5 mm, 1 mm oder 1,5 mm beträgt. Dabei fällt auf, dass teilweise unter den Höckern die Schichtstärke etwas mehr beträgt. Dies lässt sich auf Grund der immer gleichbleibenden Okklusionsfläche nicht ganz verhindern, da der Stumpf wie oben beschrieben (inklusive den dazugehörigen Höckern) immer kleiner skaliert wird, was zur Folge hat, dass auch die Höcker schrumpfen. Dies erklärt, weshalb die Schichtstärken unter den jeweiligen Höckern, je kleiner der Stumpf wird, etwas abweichen.

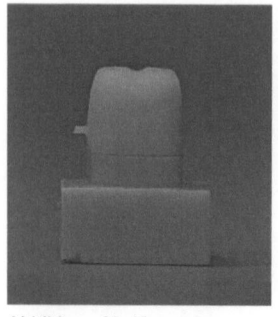 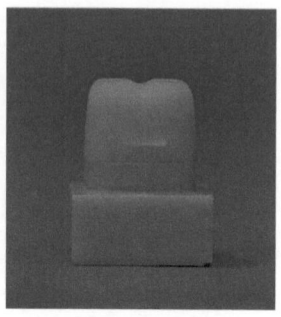 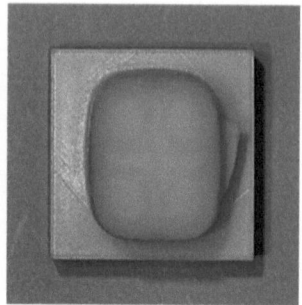

Abbildung 25, Krone von mesial mit Trennstelle
Abbildung 26, Krone von buccal mit Trennstelle
Abbildung 27, Krone von occlusal mit Trennstelle

Stumpfvorbehandlung

Alle (n=112) Stümpfe wurden vor dem Verkleben mit den Kronen gleich vorbehandelt:

1. Sandstrahlen[16] (Al_2O_3, 50 µm, Abstand 10 mm, 2,8 bar)
2. Silanisierung mit Monobond Plus[17] (bis Lösungsmittel komplett verdunstet)
3. Heliobond[18] (nicht ausgehärtet); bei inCoris TZI kein Heliobond

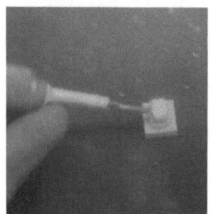 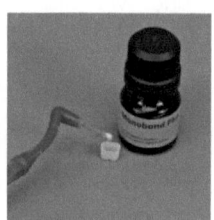 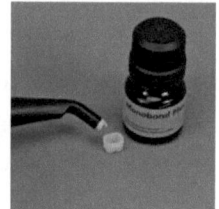 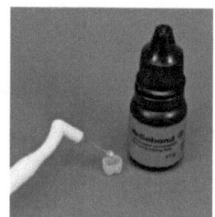

Abbildung 28, Sandstrahlen mit Distanzhalter (10mm)
Abbildung 29, Monobond Plus
Abbildung 30, Verblasen von Monobond Plus, n. 60 sec.
Abbildung 31, Heliobond

---

[16] Sandmaster FG 3-82, WÜLSAG AG/LTD, CH – 4800 Zofingen
[17] Ivoclar Vivadent AG, Bendererstrasse 2, FL – 9494 Schaan, Liechtenstein
[18] Ivoclar Vivadent AG, Bendererstrasse 2, FL – 9494 Schaan, Liechtenstein

Kronenkonditionierung

Vita Mark II & Enamic

Sämtliche Kronen mit dem Vita Mark II und Enamic – Material (n = 48) wurden vor dem Verkleben gleich konditioniert:

1. Ultraschallbad[19] für 5 min.
2. Entfettung mit Ethanol[20]
3. Ätzen (VITA Ceramic Etch[21], HF, 5%) 60sec. (Özcan & Vallittub, 2003)
4. 60 sec. Absprayen (mit Wasser Luft Gemisch ohne Öl) (Amaral, Özcan, Bottino & Valandro, 2011)
5. Trocknen
6. Silanisierung mit Monobond Plus bis vollständig verdunstet (Brentel, Özcan, Valandroa, Alarc, Amaral & Bottino, 2007, Özcan, Matinlinna, Vallittu & Huysmans, 2004)
7. Heliobond, nicht ausgehärtet

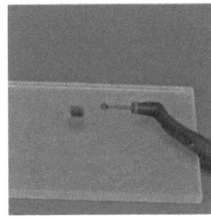 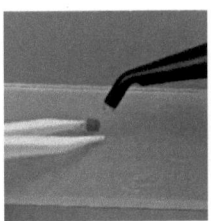 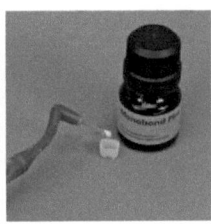 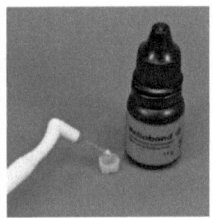

Abbildung 31, VITA Ceramic Etch   Abbildung 32, Vita Ceramic Etch   Abbildung 33, Monobond Plus   Abbildung 34, Heliobond

---

[19] Benzer Dental AG, CH – 8062 Zürich
[20] Ethanol ketoniert 80% V/V KA, Kantonsapotheke Zürich
[21] VITA Zahnfabrik H. Rauter GmbH & Co. KG, Postfach 1338, D-79704 Bad Säckingen, Deutschland

e.max CAD

Sämtliche Kronen mit dem e.max CAD – Material (n = 24) wurden vor dem Verkleben gleich konditioniert:

1. Ultraschallbad für 5 min.
2. Entfettung mit Ethanol
3. Ätzen (VITA Ceramic Etch, HF, 5 %) 20 sec.
4. 60 sec. Absprayen mit Wasser Luft Gemisch
5. Trocknen
6. Monobond Plus bis vollständig verdunstet
7. Heliobond, nicht ausgehärtet

Lava Ultimate

Sämtliche Kronen mit dem Lava Ultimate – Material (n = 24) wurden vor dem Verkleben gleich konditioniert:

1. Sandstrahlen (Al_2O_3, 50 μm)
2. Ultraschallbad für 5 min.
3. Entfettung mir Ethanol
4. Monobond Plus bis vollständig verdunstet
5. Heliobond nicht aushärten

In Coris TZI

Sämtliche Kronen mit dem In Coris TZI – Material (n = 16) wurden vor dem Verkleben gleich konditioniert:

1. Sandstrahlen (Al_2O_3, 50 µm, <2,5bar) (Meng, Xie, Chen & Gu, 2011)
2. Ultraschallbad für 5min.
3. Entfettung mit Ethanol

Adhäsives Einsetzen der Kronen

Vita Mark II, e.max.CAD, Lava Ultimate, Enamic

Sämtliche Kronen aus den Materialien Vita Mark II, e.max.CAD, Lava Ultimate und Enamic (n = 96) wurden mit Variolink II (Low Viscosity)[22] adhäsiv eingesetzt:

1. Variolink II (low viscosity) anmischen (10 sec.), gleichmässig auf der Innenseite der Rekonstruktion auftragen (Verarbeitungszeit 3,5 min.)
2. Einsetzen mit Fingerdruck
3. Mehrmalige Entfernung des Überschusses mittels Schaumstoffpellets[23]
4. Applikation von Oxyguard[24] an Rekonstruktionsrand zur Unterbindung einer Sauerstoffinhibitionsschicht
5. Lichthärten mit Bluephase LED Polymerisationslampe (High Power Modus, 1200 mW/cm^{2} +/. 10%, 385 – 515 nm)[25] unter konstanter Druck Applikation von 500 g auf die Rekonstruktion (Lichthärtungsprotokoll: (20 sec. Mesial, 20 sec. Buccal, 20 sec. Distal, 20 sec. Lingual, 20 sec. Okklusal) * 2) (ZHANG & Wang, 2011, Lee, Cha & Lee, 2011)

---

[22] Ivoclar Vivadent AG, Bendererstrasse 2, FL – 9494 Schaan, Liechtenstein
[23] PeleTim, 27457 Cuxhaven, Deutschland
[24] Kuraray Europe GmbH, BU Medical Products, Philipp-Reis-Str. 4, 65795 Hattersheim am Main, Deutschland
[25] Bluephase LED Polymerisationslampe, Ivoclar Vivadent AG, Bendererstrasse 2, FL – 9494 Schaan, Liechtenstein

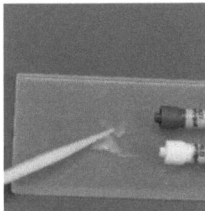 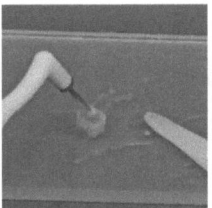 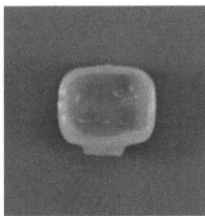 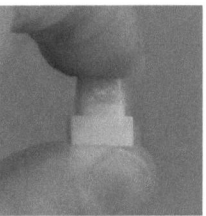

| Abbildung 35, Variolink II Low viscosity anmischen | Abbildung 36, Variolink II Low viscosity in Krone einbringen | Abbildung 37, Gleichmässig benetzte Kroneninnenseite | Abbildung 38, Anpressen mit Fingerdruck |

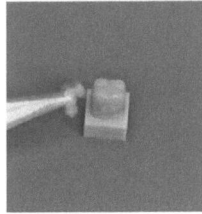 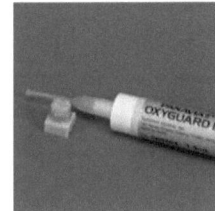 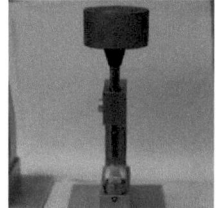

| Abbildung 39, Überschussentfernung mit Pellets | Abbildung 40, Oxyguard Applikation | Abbildung 41, Lichthärten unter konstantem Druck von 500g |

Sämtliche Kronen aus dem Material In Coris TZI wurden mit PANAVIA 21 TC[26] (Blatz, Kern & Avishai, 2004) adhäsiv eingesetzt:

1. Anmischen 25 – 30 sec., gleichmässig auf Innenseite auftragen
2. Einsetzen mit Fingerdruck
3. Überschüsse entfernen
4. Oxyguard an Rekonstruktionsrand applizieren, 3 min. Aushärtungszeit unter konstantem Druck (500 g)

---

[26] Kuraray Europe GmbH, BU Medical Products, Philipp-Reis-Str. 4, 65795 Hattersheim am Main, Deutschland

Einbetten

Die Prüfkörper (=Krone und Stumpf) wurden mit Paladur[27], einem chemisch härtendem Kunststoff, in speziellen für die Kaumaschine und den anschliessenden Bruchtest angefertigten Prüfkörperträger mittig eingebettet. Die genaue Positionierung spielt insofern eine wichtige Rolle, dass alle Kronen in der Kaumaschine gleich positioniert bleiben und beim darauffolgenden Bruchtest die Belastung immer auf derselben Fläche stattfindet.

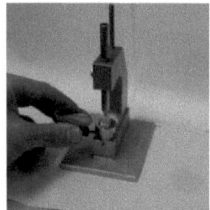 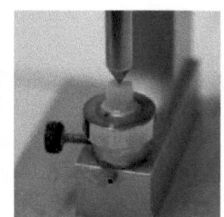 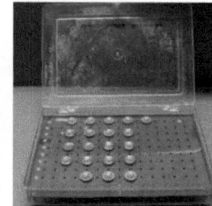 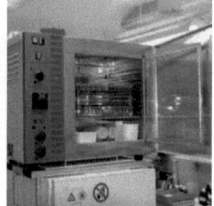

Abbildung 42, Einbetten mit Paladur   Abbildung 43, zentrische Fixierung der Krone, Stift liegt in der Zentralfissur   Abbildung 44, Prüfkörperlagerung   Abbildung 45, Wärmeschrank

Die runden Prüfköperhalter ermöglichen eine exakte zentrale Positionierung mittels eines Stützstiftes, welcher genau mittig in der Zentralfissur der Krone, positioniert wurde.

Prüfkörperlagerung

Die Prüfkörper wurden sofort nach der adhäsiven Befestigung an den Stümpfen in Leitungswasser und einem Wärmeschrank[28] bei konstanten 37°C gelagert. Ausser für die darauffolgenden Arbeitsschritte wurden die Prüfkörper immer im Wärmeofen und im Leitungswasser belassen.

---

[27] Kulzer, Wehrheim, Deutschland
[28] BINDER GmbH, Im Mittleren Ösch 5, D-78532 Tuttlingen

Kaumaschine

Die Prüfkörper kamen dann für 9 Tage in die computergesteuerte Kaumaschine. Dabei wurde eine thermomechanische Belastung simuliert. 12'000 Temperaturwechsel zwischen 5°C und 50°C wurden durchgeführt. Die jeweilige Temperatur wurde für 120 Sekunden gehalten, der Wechsel für das Wasser betrug 10 Sekunden. Die mechanische Belastung wurde 1,2 Milionen mal durchgeführt, die maximale Belastung betrug jeweils 49N +/- 0.7 N, die Frequenz lag bei 1,7 Hz und ein Belastungszyklus dauerte jeweils 0,6 Sekunden.

Als Antagonisten wurden die Höcker (Schmelzbegrenzt) von natürlichen Molaren verwendet, welche genau mittig in der Zentralfissur der Kronen ihre Belastung ausübten. Das elastische Lager der Prüfkörper in der Kaumaschine erlaubte den Stümpfen eine gewisse Ausweichbewegung im Sinne eines Jiggling (Krejci, Reich & Lutz, 1990).

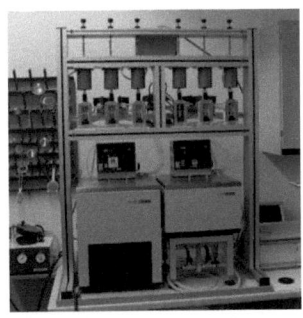

Abbildung 46, Kaumaschine Zürich

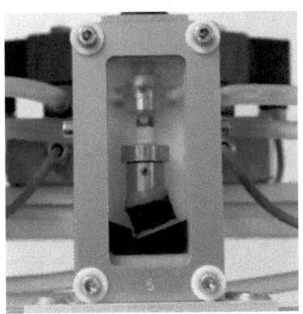

Abbildung 47, Kammer der Kaumaschine

Bruchtest

Nach der Kausimulation wurden alle Kronen unter dem Binokular[29] (14 fache Vergrösserung) und im Durchlicht auf allenfalls schon aufgetretene Frakturen überprüft. Dabei mussten alle 0,5 mm Kronen aus den Materialien Vita Mark II (n = 8), Enamic (n = 8) und 7 von den e.max.CAD Kronen ausgeschieden werden. Diese wurden nicht mehr dem Bruchtest zugeführt.
Der Bruchtest wurde mit einer Universalprüfmaschine[30] durchgeführt. Dabei wurden die Proben bis zum definitiven Versagen belastet.
Die Belastung fand dabei mittig in der Zentralfissur der Krone statt. Die Proben wurden gleich, wie bei der davor durchgeführten Kausimulation, eingespannt. Die Halterung gab bei der Belastungsprüfung nicht nach. Die Belastung wurde von koronal mittels einer standardisierten Kugel mit einem Durchmesser von 12 mm so durchgeführt, dass gleichmässiger Kontakt sowohl in der Fissur wie auch an den 4 Höckerabhängen stattfand. Bei gleichbleibendem Vorschub (0,2 mm / Sekunde) der Metallkugel wurde die Belastung bis zum definitiven Versagen der Kronen stetig erhöht. Die Aufzeichnung und Auswertung der Belastungskurve erfolgte dann manuell am Computer.

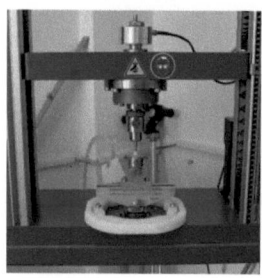 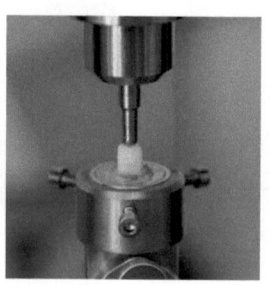 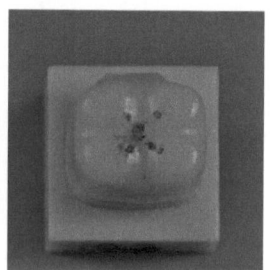

Abbildung 48, Universalprüfmaschine ZWICK   Abbildung 49, zentrische Prüfkörper Positionierung   Abbildung 50, Okklusalfläche

---

[29] Wild Leitz / M1B, Walter Products, P.O. Box, CH 8062 Zürich
[30] Allround Line Z010, Zwick GmbH & Co. KG, August-Nagel-Str. 11, D-89079 Ulm

Statistische Auswertung

Für die statistische Auswertung wurde SPSS 21[31] verwendet. Es wurde ein „one – way" Anova durchgeführt mit anschliessendem post – hoc Scheffé Test. Zusätzlich wurde eine Weibull Analyse der einzelnen Materialien gemacht, um die Zuverlässigkeit zu eruieren.

---

[31] IBM Schweiz, Vulkanstrasse 106, Postfach 8010 Zürich

Resultate

Nach der Kausimulation und genauen Betrachtung der Kronen unter dem Binokular und im Durchlicht konnten noch folgende Kronen in den Bruchtest miteinbezogen werden:

	Vita Mark II	Lava Ultimate	Enamic	e.max.CAD	In Coris TZI	Total getestet
0.5mm	0	8	0	1	0	9
1mm	7	7	8	8	8	38
1.5mm	8	8	8	8	8	40
Total getestet	15	23	16	17	16	87

Tabelle 13, Kronen im Bruchtest

Am Ende wurden insgesamt 87 Kronen in der Universalprüfmaschine getestet. Die Belastung wurde dabei bis zum definitiven Bruch der Krone erhöht.

Bei der Prüfung wurde ein Diagramm aufgezeichnet. Auf der Y – Achse liegt die Spannung, die auf die Krone wirkt, auf der X – Achse ist in Millimeter angegeben, wie viel sich die Kugel bewegte, um die Spannung zu erreichen. Vor der Auswertung wurde jede Kurve auf sogenannte „initial Cracks" untersucht, welche nirgends festgestellt werden konnten. (Diagramm 2) Für die Auswertung der im Bruchversuch getesteten Kronen wurde die maximale Spannung verwendet. Diese konnte in den meisten Fällen klar zugeordnet werden. In einigen Fällen stoppte die Maschine nach der Fraktur nicht sofort. Die dabei entstandenen Kurven, nach dem ersten definitiven Bruch, wurden dabei vernachlässigt. Bei diesen Kurven wurde der jeweils erste klare Bruch zur Auswertung verwendet. (Diagramm 3)

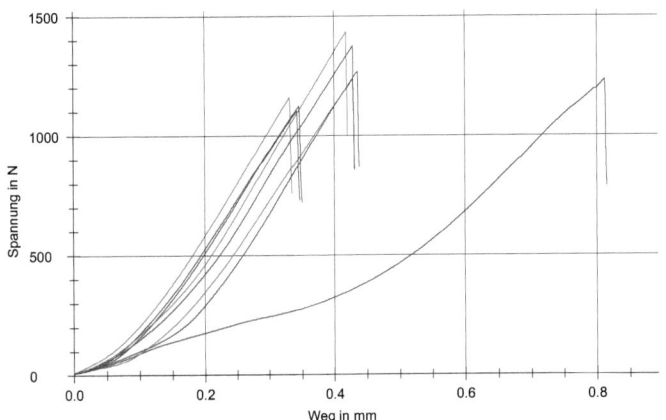

Diagramm 2, Spannungsverlauf

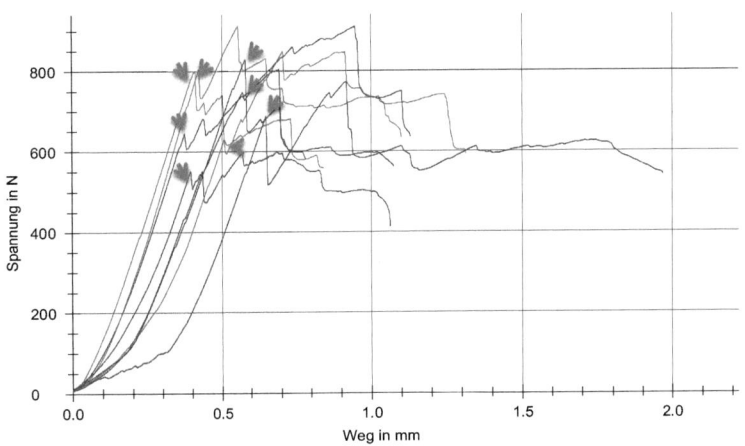

Diagramm 3, Spannungsverlauf, die Pfeile markieren die jeweils für die Auswertung verwendeten Peaks

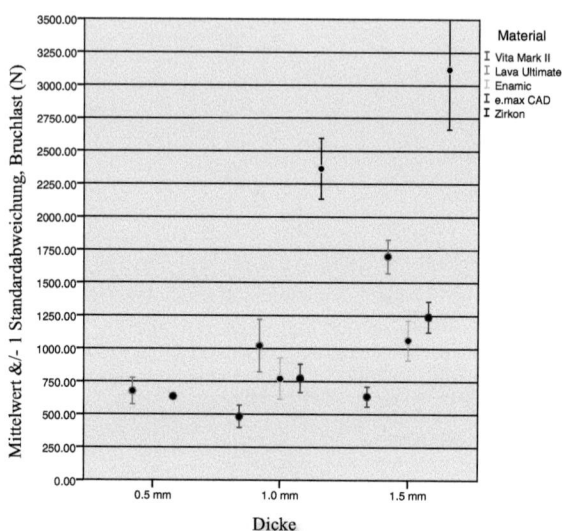
Diagramm 4, Bruchlast nach Materialdicke

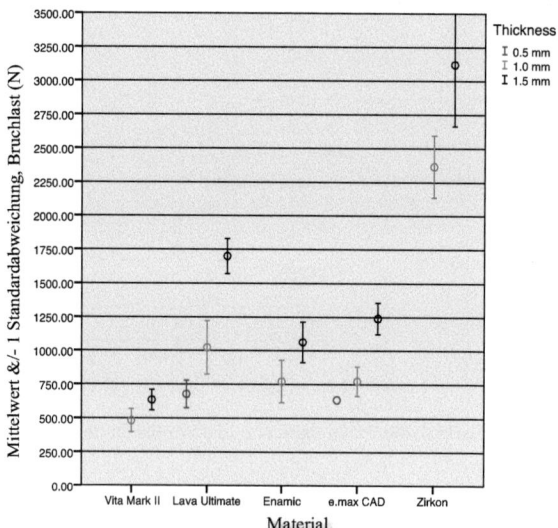
Diagramm 5, Bruchlast nach Material

Diagramm 4 zeigt die Bruchlasten der verschiedenen Materialien, aufgeteilt auf die Materialdicken auf der X – Achse. Bei 0,5 mm konnten 8 Lava Ultimate Kronen komplett ausgewertet werden. Ansonsten hat nur eine e.max.CAD Krone die Kausimulation überlebt. Die anderen Materialien wiesen schon nach der Kausimulation eine Fraktur auf und wurden nicht in der Universalprüfmaschine getestet. Die 0,5 mm inCoris TZI Kronen (Zirkon) konnten gar nicht geschliffen werden, da sie bereits in der Produktion zerfielen. Bei den Kronen mit 1 mm Schichtstärke konnten alle Materialen in der Universalprüfmaschine getestet werden. Bei den Gruppen der Vita Mark II Kronen und den Lava Ultimate Kronen mussten jeweils eine Krone nach der Kausimulation ausgeschlossen werden, da sie unter Betrachtung im Binokular und im Durchlicht bereits eine Fraktur auf der Okklusalfläche der Krone aufwiesen. Bei beiden Kronen ist eine klare Rissbildung durch die vorangegangene Kaubelastung sichtbar gewesen. In der Gruppe mit 1,5 mm Schichtstärke konnten alle 8 Kronen der jeweiligen Gruppen getestet werden. Es mussten keine Kronen nach der Kausimulation ausgeschlossen werden. Auf diesem Diagramm ist gut erkennbar, dass sich die Lava Ultimate Kronen und die Zirkon-Kronen von den anderen Materialien abheben.

Diagramm 5 zeigt die verschiedenen Materialien und ihr Bruchverhalten, aufgeschlüsselt nach Schichtstärken. Auch hier heben sich die Lava Ultimate und Zirkon Kronen etwas von den anderen Gruppen aDie Tabelle 12 zeigt die Ergebnisse der ANOVA mit post - hoc Scheffé Test. Die Mittelwerte der Bruchlast für die einzelnen Gruppen werden angezeigt.

Als Nullhypothese wurde dabei angenommen, dass keine Unterschiede in der Bruchlast zwischen den verschiedenen Gruppen an Materialien und Schichtstärken feststellbar sind. Das Signifikanzniveau ist dabei auf 0,05 festgelegt worden.

Material und Dicke	N	Untergruppe für alpha = 0.05					
		1	2	3	4	5	6
Vita Mark II, 1,0mm	7	481,9971[a]					
Vita Mark II, 1,5mm	8	634,8425[ab]	634,8425[ab]				
Lava Ultimate 0,5mm	8	677,4500[ab]	677,4500[ab]				
Enamic, 1,0mm	8	771,7137[ab]	771,7137[ab]				
e.max CAD, 1,0mm	8	774,2375[ab]	774,2375[ab]				
Lava Ultimate, 1,00mm	7		1022,1857[bc]	1022,1857[cd]			
Enamic, 1,5mm	8		1063,5838[bc]	1063,5838[cd]			
e.max CAD, 1,5mm	8			1240,7800[de]			
Lava Ultimate, 1,5mm	8				1699,3662[f]		
Zirkon, 1,0mm	8					2366,1788[g]	
Zirkon, 1,5mm	8						3119,6300[h]
Signifikanz		0,556	0,059	0,890	1,000	1,000	1,000

Tabelle 14, Resultate des post hoc Scheffé Tests

Diejenigen Mittelwerte, die sich in der gleichen Untergruppe befinden, weisen keine signifikanten Unterschiede auf. Bruchwerte (N), welche dieselben hochgestellten Buchstaben tragen weisen keinen signifikanten Unterschied auf. Das heisst, bei diesen Werten wird die Nullhypothese nicht abgelehnt. Diejenigen Werte, welche dieselben hochgestellten Buchstaben enthalten, weisen keine signifikanten Unterschiede auf.

In der ersten Untergruppe fallen vor allem die Lava Ultimate 0,5 mm Kronen auf, welche keinen signifikanten Unterschied in der Bruchlast zu den Vita Mark II Kronen mit 1,00 mm und keinen signifikanten Unterschied zu den Vita Mark II Kronen mit 1,50 mm Schichtstärke aufweisen. Ebenso besteht kein signifikanter Unterschied zu den Kronen aus dem Enamic und e.max CAD Material mit 1,00 mm Schichtstärke. Vita Mark II Kronen mit 1,00 mm Schichtstärke können in der zweiten Untergruppe nicht mehr mithalten, das heisst, sie weisen die signifikant schlechtesten Bruchwerte aller getesteten Kronen auf. In den darauffolgenden Gruppen 2, 3 und 4 weist vor allem das Material Lava Ultimate gute Ergebnisse vor. Die Lava Ultimate Kronen mit Schichtstärke 1,00 mm weisen keinen signifikanten Unterschiede auf zu den Enamic Kronen mit 1,50 mm Schichtstärke und schneiden mit signifikant höheren Bruchwerten ab, als die Kronen aus den Materialien Vita Mark II 1,00 mm. Keine signifikant höheren Bruchwerte weist dann e.max CAD 1,5 mm auf als Lava Ultimate 1,00 mm. Lava Ultimate ist dann mit 1,5mm Schichtstärke aber das Material mit den signifikant höchsten Bruchwerten und wird nur noch von inCoris TZI (Zirkonoxid Keramik) 1,00 mm und 1,5 mm überflügelt.

Es wurde zusätzlich eine Weibull - Analyse durchgeführt die Resultate sind in der Tabelle 15 und in der Grafik 6 dargestellt.

Material	Parameter	
	T	M
Vita Mark II 1,00mm	525,556	6,359
Vita Mark II 1,5mm	651,169	9,494
Lava Ultimate 0,5mm	722,217	6,271
Lava Ultimate 1,00 mm	1105,694	5,099
Lava Ultimate 1,5mm	1756,008	11,831
Enamic 1,00mm	831,972	4,827
Enamic 1,5mm	1120,500	6,592
e.max CAD 1,00mm	814,119	6,779
e.max CAD 1,5mm	1282,086	10,381
Zirkon 1,00mm	2411,671	12,998
Zirkon 1,5mm	3163,920	9,619

Tabelle 15, Ergebnisse der Weibull Analyse aufgelistet nach Parameter T und M

Tabelle 15 ist dabei so zu interpretieren, dass die T Parameter jeweils die charakteristische Lebensdauer angeben, bei welcher 63.2% der Kronen versagt haben, beziehungsweise frakturiert sind. Der Weibull Parameter M ist dabei ein Mass für die Festigkeitsstreuung, das heisst, je höher der Wert liegt, desto homogener ist das Material.

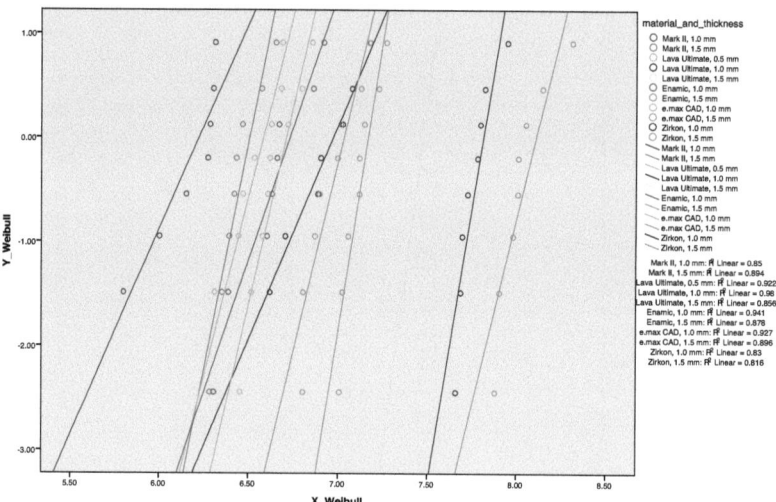

Diagramm 6, Darstellung der Weibullanalyse in X- und Y – Weibull Achse

Die Y – Achse zeigt dabei die doppelt logarithmierte Auswallwahrscheinlichkeit (= P), die X Achse die einfach logarithmierte Bruchkraft (=t). Je steiler die gezeigte Gerade, desto zuverlässiger ist das jeweilige Material zu werten.

Die Herleitung der X – und Y – Achsen erfolgt dabei wie folgt:

$$P = 1 - e^{-(\frac{t}{T})^m}$$

$$1 - P = e^{-(\frac{t}{T})^m}$$

$$\frac{1}{1-P} = e^{(\frac{t}{T})^m}$$

$$\ln\left(\frac{1}{1-P}\right) = (\frac{t}{T})^m$$

$$\ln\ln\left(\frac{1}{1-P}\right) = m * \ln(\frac{t}{T})$$

$$\underbrace{\ln\ln\left(\frac{1}{1-P}\right)}_{Y\_Weibull} = m * \underbrace{(\ln t - \ln T)}_{X\_Weibull}$$

m: Weibull-Modul
T: mittlere Bruchkraft

Diskussion

Das Ziel dieser Studie war es, die Bruchlast verschiedener CAD/CAM Materialien unter der Berücksichtigung verschiedener Schichtstärken nach simulierten 5 Jahren Kaubelastung zu untersuchen. Dabei wurde als Nullhypothese angenommen, dass zwischen den verschiedenen Materialien und Schichtstärken keine signifikanten Unterschiede bestehen.

Dazu wurden 120 Stümpfe industriell mittels SLA Technik gefertigt. Das digitale Design und die anschliessende industrielle Fertigung ermöglichen das Herstellen von sehr standardisierten Stümpfen mit immer gleich bleibenden Materialeigenschaften. Es wurde eine klassische Stufenpräparation gewählt. Die Präparation erfolgte an den simulierten Stümpfen anatomisch reduziert. Die anatomische Reduktion ermöglicht eine optimale mechanische Unterstützung der okklusalen Höcker (Lampe, Lüthy, Mörmann & Lutz, 1997, Mörmann, Rathke & Lüthy, 1998, Rekow, Harsonob, Janal, Thompson & Zhang, 2006). Gleichzeitig beeinflusst die okklusale Morphologie und die Positionierung der okklusalen Kontakte die Stabilität einer Vollkeramikkrone massgeblich (Mörmann, Wolf, Ender, Bindl, Göhring & Attin, 2009). Des Weiteren weisen die klassischen Kronenpräparationen nach 55 +/- 15 Monaten mit 97,0% für Prämolaren und 94,6% für Molaren gegenüber reduzierten Stümpfen mit 92,2% respektive 92,1% und der Endo Präparation mit 68,8%, respektive 87,1% die besten Überlebensraten vor. Der Einfluss der modernen Adhäsivtechnologien führt jedoch dazu, dass die klassische Kronenpräparation nicht unbedingt in jeder Situation gefordert wird, da die Verklebung vieles der fehlenden Makroretention wieder wett macht. Bei den Prämolaren sollte aber weiterhin keine Endopräparation angewendet werden. (Bindl, Richter & Mörmann, 2005) Es wurden 3 verschiedene Stümpfe hergestellt, die jeweils eine

Kronenrekonstruktion mit 0,5 mm Schichtstärke (n=32), 1 mm Schichtstärke (n=40) und 1,5 mm Schichtstärke (n=40) ermöglichten. Es wurde eine Masterkrone mit der CEREC Software SW 4.0 gefertigt, diese konnte mit den genau gleichen anatomischen Gegebenheiten auf sämtliche Stümpfe mit unterschiedlichen Schichtstärken kopiert werden. Dies ermöglicht es, immer die exakt gleichen Prüfkörper (=Krone und Stumpf) zu generieren. Abgesehen von den kleinen Abweichungen, die beim Schleifprozess der Kronen auftreten können. (Fasbinder, 2006)

Die Stümpfe wurden mittels SLA Technik aus einem flüssigen Kunstharz auf Methacrylatbasis gefertigt. Bei der SLA (Stereolitographie) Technik wird Schicht für Schicht des Stumpfes mittels aditivem Verfahren aufgebaut. Die Maschine wird mit einer Schichtauflösung (Z – Achse) von 100 µm im Sockelbereich der Modelle und 50 µm im Bereich der Zahnstümpfe betrieben.

Das E – Modul dieses Materials ist mit ca. 2500 MPa relativ tief, auch wenn man annimmt, dass die gesamte Präparation im Dentin liegt. In der Literatur gibt es sehr viele Studien zu den Materialeigenschaften von Dentin. Je nach Forschungsgruppe wurde das E-Modul von Dentin auf unterschiedlichste Weise gemessen: Mit Zugmessungen, Druckmessungen, Eindruckmessungen und Schallmessungen. Je nach gewählter Prüfmethode und Prüfkörperherstellung variieren die Werte in der Literatur sehr stark. Die gute Übereinstimmung von Eindruckmessungen und Schallmessungen in der Literatur gibt uns die Möglichkeit nach heutiger Sicht die Werte des E – Moduls von Dentin zwischen 10 – 25 GPa festzulegen. Die früher angenommenen Werte liegen im Vergleich bei 13 – 16 GPa (Kinney, Marshall & Marshall, 2003). Bis anhin wurden Versuche physisch im Labor durchgeführt. Neue Technologien, wie die „Finite Element Analysis", erlauben es komplexe Modelle zu erstellen, um Strukturen besser zu verstehen. Dentin ist eine inhomogene und anisotropische Struktur, dessen komplexes Zusammenspiel sich nur schwer an Prüfkörpern untersuchen lässt. Die Erstellung von Computersimulationen ermöglicht es nun, den gesamten Zahn zu simulieren. Dabei wurde unter anderem erkannt, dass das E – Modul vom intertubulären Dentin innerhalb des Zahnes variieren kann. In der Nähe der Pulpa beträgt dieses 5 GPa und steigt zur Dentin – Schmelz Grenze auf 10 GPa an (Huo, 2005). Diese Werte stehen im Widerspruch zu den oben genannten Werten und zeigen, dass das System Pupa – Dentin nicht nur materialtechnologisch erfasst werden kann, sondern dass dies ein komplexeres Zusammenspiel zwischen den verschiedenen Strukturen beinhaltet. Bei der Kronenpräparation im Seitenzahngebiet wird oft sehr viel Substanz abgetragen, um genügend Platz für die Keramik zu schaffen. Dies führt zu einer sehr geringen Restdentinstärke, welche sich nicht nur negativ auf die Vitalität der Pulpa, sondern auch auf die mechanische Integrität des Dentins auswirkt.

Für die 25 % - Quartile ergeben sich bei einer 1,2 mm - Stufe Werte von 0,34 mm bis 0,39 mm Restdentinstärke im Seitenzahnbereich. Stellt man die Forderung, in 75 % der Fälle eine im Minimum 0,7 mm (=minimale Schichtstärke um die Vitalität der Pulpa zu erhalten) starke Restdentinstärke zu erhalten, ergibt sich die Möglichkeit der Präparation einer 0,8 mm breiten Stufe im Seitenzahnbereich (Polansky, Arnetzl, Haas, Keil, Wimmer & Lorenzoni, 1995). Die Restdentinstärke kann der Kliniker bei seiner Präparation nicht beurteilen, oft wird auch eher zu viel Substanz als gefordert abgetragen (Davis, Tayeb, Seymour & Cherukara, 2012, Güth, Wallbach, Stimmelmayr, Gernet, Beuer & Edelhoff, 2013). Mit 2,5 GPa als E – Modul für das simulierte Dentin geht man in dieser Studie eher von einem „worst – case" – Szenario aus, da die Unterstützung der Krone durch das simulierte Dentin eher schlecht ist.

Mehr und mehr erkennt man, dass das komplexe Zusammenspiel zwischen Krone, Zement und darunterliegendem Aufbau oder Dentin eine sehr relevante Rolle spielt, ob die Krone längerfristig in situ bleibt und gut funktioniert. Die Performanz von Vollkeramikkronen ist beeinflusst von verschiedenen Faktoren, wie von dem gewählte Rekonstruktionsmaterial, der Dicke, dem Schaden bei der Herstellung oder beim Einsetzen, dem benützten Adhäsivsystem, dem darunterliegenden Aufbau oder Dentin und dem Einfluss der ständigen okklusalen Belastung. Drei verschiedene Schadensmechanismen sind möglich bei einer Keramikplatte mit Unterstützung von einem Material mit niedriger Steifigkeit wie Dentin abhängig von der Dicke der Keramik und den verschiedenen darunterliegenden Schichten wie Zement. (Marshall & Lawn, 1979) Wenn die Dicke der Keramikrekonstruktion unter 1 mm fällt, treten vor allem radiale Frakturen auf. Diese gehen von der Innenseite der Rekonstruktion aus, also vom Übergang Zement – Keramik und sind für den Behandler bis zum definitiven Versagen der Krone meist nicht sichtbar. Keramik ist auch anfällig auf Risse, die schon während der Herstellung induziert werden. Diese beinhalten unter anderem den Schleifvorgang mit der CAD/CAM Maschine, Aluminium - Partikel - Abrasion vor Zementation und vor allem das Beschleifen der Okklusalfläche vor dem Einsetzen einer Rekonstruktion (Kingery & Bowen, 1976). Wenn die Schleifspuren eliminiert würden, zum Beispiel durch eine gute Politur der Oberfläche der Feldspat - Keramik, dann würde die Keramik eine etwas bessere Biegefestigkeit aufweisen, aber viel wichtiger, einen wesentlich höheren Weibull - Modulus (Quinn, Hoffman & Quinn, 2012).

In unserer Studie wurden die Oberflächen nach dem Schleifvorgang bewusst nicht nachbearbeitet. Die Oberfläche war so bei allen Proben dieselbe. Eine zusätzliche Politur hätte die Werte der Ergebnisse wahrscheinlich noch etwas höher erscheinen lassen, da nach dem Schleifvorgang zum Ausschluss von

Mikrorauigkeiten an der Oberfläche der Keramik meist eine Politur oder ein Glasurbrand durchgeführt wird.

Man hat festgestellt, dass die meisten Keramiken ein langsames Risswachstum aufweisen. Dies bedeutet, dass der radiale Bruch von der inneren Zement Keramik Schicht langsam an seiner Spitze fortschreitet. Dieser Prozess wird von Wasser noch zusätzlich beschleunigt. Die Keramiken, die getestet wurden, wiesen alle ein langsames Risswachstum auf, was zu einem Stärkeverlust von bis zu 20 – 50% über 10 Jahre führte (Thompson & Rekow, 2004). Natürlich hängt die tatsächliche Belastungszeit stark vom Patienten und dessen Ess- und Pressgewohnheiten ab. In einer Studie wurde 60 kaukasische Frauen und Männer im Alter von 15 und 18 Jahren untersucht. Dabei war die maximale Beisskraft bei den 18 jährigen Männern rund 777,7 +/- 78,7 N und bei den Frauen 481,6 +/- 190,42 N. Diese Untersuchung wurden an jungen, gesunden Probanden mit einer normale Klasse I Verzahnung in der Molarenregion durchgeführt (Varga, Spalj, Varga, Milosevic, Metrovic & Slaj, 2011). In einer anderen Studie wurden gesunde Probanden mit einer normalen Okklusion darauf untersucht, wie die zunehmende Beisskraft mit der okklusalen Kontaktfläche korreliert. Die Resultate weisen darauf hin, dass, wenn die Beisskraft zunimmt, sich das System auf eine Position einstellt, wo die Kräfte gut verteilt werden, und gleichzeitig auch die Okklusalfläche vergrössert wird. Das heisst, die Kraft verteilt sich auf einer grösseren Fläche. Diese Angleichung wird wohl eine Überbelastung der Zähne und des Kiefergelenkes verhindern. Die dabei entstandenen Werte auf dem ersten Molaren im Oberkiefer sind bei 30% der maximalen Beisskraft ungefähr 60 N, bei 60% liegen die Werte bei ungefähr 100 N und bei 100% bei ungefähr 160 N. Bei dem letzten Molaren sind die Werte höher, wobei sie bei den Prämolaren wieder deutlich niedriger sind (Hidaka, Iwasaki, Saito & Morimoto, 1999).

In unserer Studie wurden die Kronen während der Kausimulation 1,2 Mio. mal mit 49 N belastet. Dies entspricht etwa einer 5 jährigen Zeit im Mund und einer durchschnittlichen Belastung eines Seitenzahnes im menschlichen Gebiss. Die Kausimulation schwächt die Keramik in ihrer Struktur stark. Die Frakturfestigkeit nach Kausimulation ist signifikant schlechter als vor Simulation (Sobrinho, Cattell, Glover & Knowles, 1998, Attia & Kern, 2004). Man kann also davon ausgehen, dass die Bruchwerte in unserer Studie auf Grund der vorangegangenen Kausimulation eher tiefer liegen als bei vergleichbaren Studien ohne Kausimulation. Die Kausimulation ermöglichte den Ausschluss der Rekonstruktionen, welche nach 5 Jahren in situ auf Grund einer langsam fortschreitenden Rissbildung versagen würden. In diesem Falle mussten alle vitaMark II 0,5 mm und Enamic 0,5 mm Kronen ausgeschlossen werden. Von den e.max CAD Kronen 0,5 mm mussten 7 ausgeschlossen werden. Die inCoris TZI 0,5 mm liessen sich mit den vorhandenen Mitteln nicht schleifen. Einzig die Lava Ultimate 0,5 mm Kronen waren nach den 1,2 Mio. Kauzyklen ausnahmslos intakt. Sowohl im Durchlicht wie auch unter dem Binokular konnten bei den Lava Ultimate 0,5 mm Kronen keine Frakturen festgestellt werden. Auch bei den darauffolgenden Bruchversuchen wies Lava Ultimate 0,5 mm, das Material mit dem niedrigsten E – Modul der getesteten Materialien, gute Ergebnisse auf, vergleichbar mit VitaMark II 1,5 mm Kronen und den e.max CAD 1 mm Kronen.

Der Aufbau, beziehungsweise die unterstützende Struktur der Krone, sei dies das Dentin oder ein Komposit oder ein Metall / Gold – Aufbau, haben einen massgeblichen Einfluss auf die Stabilität einer Vollkeramikkrone. Grundsätzlich kann man davon ausgehen, dass je höher das E – Modul des unterstützenden Materiales ist, desto höher ist die Belastung bis zum Versagen der Krone (Thompson & Rekow, 2004, Scherrer & de Rijk, 1993, Rosentritt, Plein, Kolbeck, Behr & Handel, 2000). Das unterstützende Material in unserer Studie hatte, wie bereits oben erwähnt, mit einem E – Modul von 2.5 GPa relativ niedrige Werte und weisst deshalb eine eher schlechte Unterstützung auf.

Der Einfluss des Zusammenspiels der verschiedenen E – Module bei einer Kronenrekonstruktion wird ein immer wichtigerer Bestandteil der heutigen Forschung, bestätigt nicht zuletzt auch wegen der Möglichkeiten der Computersimulation (FEA = Finite Element Analysis). Ein weiterer Bestandteil der unterstützenden Struktur in unserer Studie ist der Zement. Der Spacer wurde bei allen Kronen auf 80 µm eingestellt.
Man hat bisher herausgefunden, dass ein Zement mit einem höheren E – Modul die Spannungsbelastung in Kronen senken kann. Die Dicke des Zementes wirkt wie ein Kissen zwischen Krone und Dentin. Die optimale Dicke liegt dabei bei ungefähr 90µm, dies reduziert den Stress in der Krone am stärksten (Liu, Lu, Wu, Zhang, Arola & Zhang, 2011). Der Einfluss der Zementdicke ist jedoch weniger relevant als dessen E – Modul (Shahrbaf, vanNoort, Mirzakouchaki, Ghassemieh & Martin, 2013). Sie verwendeten für diese Studie auch Variolink II (E – Modul = 8300 MPa) und Panavia F (E – Modul = 4040 MPa). Sie fanden bei dieser FEA heraus, dass ein Zement mit höherem E – Modul zu einer Senkung der Spannungsbelastung innerhalb der Krone führt. Variolink II wurde in dieser Studie als der bessere Zement angesehen als Panavia F.

Das in unserer Studie verwendete Panavia 21 TC weisst jedoch einen E – Modul von 9.2 GPa vor, ist also auch vergleichbar mit Variolink II.
Panavia 21 TC musste zur Befestigung von Zirkonkronen verwendet werden, da es die MDP (Aktivierte Phosphatmonomere) enthält, welche ein Bindung an die Zirkonkeramikoberfläche ermöglichen. Eine andere FEA schlägt eine Zementdicke von 50 – 100 µm vor, mehr wirke sich negativ auf die Rekonstruktion auf Grund der Stressbelastung aus, die durch das

Zusammenziehen des adhäsiven Zementes bei der Aushärtung erfolgt (May, Kelly, Bottino & Hill, 2012). Die adhäsive Befestigung von Vollkeramikkronen wirkt sich auch positiv auf deren Stabilität aus. Adhäsiv befestigte Vollkeramik und Faser verstärkte Kompositkronen weisen die höchste Frakturstabilität auf. Die adhäsive Zementation gleicht die Stärke von schwachen Keramiken den stärkeren an und empfiehlt sich vor allem bei der Befestigung von Leuzitglaskeramik und Feldspatkeramik. Zinkphosphat – Zemente könnten theoretisch auch bei der Befestigung von Lithiumdisilikatkronen ausreichen. (Bindl, Lüthy & Mörmann, 2006, Behr, Rosentritt, Mangelkramer & Handel, 2003)

Material	Lava Ultimate	Enamic	Vita Mark II	e.max.CAD	Zirkon TZI
E – Modul Stumpf	2.5 GPa	2.5 GPa	2.5 GPa	2.5 GPa	2.5 GPa
E – Modul Material	13 GPa	30 GPa	63 GPa	95 GPa	200 GPa
Mismatch	10.5 GPa	27.5 GPa	60.5 GPa	92.5 GPa	197.5 GPa
Bruchlast 0.5mm	677.45 N	-	-	-	-
Bruchlast 1mm	1022.1857 N	771.7137 N	481.9971 N	774.2375 N	2366.1788 N
Bruchlast 1.5mm	1699.3662 N	1063.5838 N	634.8425 N	1240.78 N	3119.63 N

Tabelle 16, Vergleich Mismatch der E-Module und Bruchlast

Die Resultate der Lava Ultimate Kronen, die ein sehr niedriges E – Modul haben, fallen bei den oben genannten Ergebnissen stark ins Auge. Es gibt einige Studien, die bereits belegen, dass nicht alleine die Stabilität eines Materials ausschlaggebend ist für die Stabilität einer Krone, sondern auch das Zusammenspiel der verschiedenen beteiligten E – Module.

Von Lava Ultimate zu Vita Mark II steigt der Mismatch stetig an (Tabelle 16). Mit dem Anstieg des Mismatch geht eine Senkung der Bruchlast einher. Ab einer gewissen Stärke des Materials von Vita Mark II zu Zirkon ist hingegen trotz

Anstieg des Mismatch wieder ein Anstieg der Bruchlast zu erkennen. TZI inCoris weist klar die höchsten Werte auf.

Der Mismatch der E – Module scheint einen Einfluss auf die Bruchlast der Kronen zu haben. Je näher zusammen die E – Module der verschiedenen an der Rekonstruktion beteiligten Materialien liegen, desto höher scheint die Bruchlast zu liegen. Ab einer gewissen Materialstabilität scheint es jedoch so, dass man diesen Mismatch eher vernachlässigen kann, da das Material an sich stabilere Werte aufweist und sich dementsprechend stabilisierend auf die Rekonstruktion auswirkt.

In anderen Studien wurden schon ähnliche Beobachtungen gemacht. So wurde in einer Studie das Komposit Material Paradigm MZ 100 mit einer Leuzit verstärkten Keramik verglichen (ProCAD). Beide Materialien wurden auf die klassische Kronenpräparation als Krone aufgesetzt (1,5 mm Schulterpräparation mit 6 Grad Konvergenz und 2,0 mm okklusale Reduktion. (MZ 100 = 1682 +/- 315 N, ProCAD = 1512 +/- 373 N). Als Vergleichsgruppe wurde für MZ 100 eine 0,4 mm Holkehlenpräparation mit 0,6 mm okklusaler Reduktion und 6 Grad Konvergenz erstellt (= 1751 +/- 338 N), für ProCAD eine 0,8 mm Schulter Präparation mit 1,2 mm okklusaler Reduktion und 6 Grad Konvergenz (= 1837 +/- 356 N). Die Resultate zeigen auf, dass minimal präparierte CEREC Kronen durchaus eine Alternative zur traditionellen Präparationsform aufweisen (Tsitrou, Helvatjoglu-Antoniades & van Noort, 2010).

Diverse FEA - Studien versuchen dem Zusammenspiel der verschiedenen Bestandteile mittels Computersimulationen auf den Grund zu gehen. So gibt es eine Studie, die 7 verschiedene Variablen in eine Simulation miteinbezog, um die Stressbelastung in der Krone zu erörtern. Die Resultate zeigten auf, dass der minimalste Stress in einer Krone aus 1 mm dicker Glaskeramik mit 20 Grad Höckerabhängen und einer 100 µm Zinkphosphat - Zement - Dicke auftritt. Sie gaben den verschiedenen Variablen auch Werte bezüglich deren Einfluss auf die Stressbelastung innerhalb der Krone. Dabei hat vor allem eine zunehmende Kronendicke, ein zunehmendes E – Modul des Zementes, ein gut unterstützendes Material und die okklusalen Kontakte einen positiven Einfluss auf die Stressverteilung innerhalb der Krone, das heisst die Stressbelastung nimmt ab. Interessant in dieser Studie ist, dass eine Zunahme des E – Moduls / Steifheit des Restaurationsmaterials sich negativ auf die Stressverteilung innerhalb der Krone auswirkt. Diese Steifheit müsse dann wiederum durch eine Erhöhung der Kronendicke kompensiert werden (Rekow, Harsono, Janal, Thompson & Zhang, 2006). Diese Beobachtung lässt sich auch in unserer Studie machen. Jedoch kann die Steifheit nicht nur durch eine Erhöhung der Kronendicke sondern auch durch die bessere intrinsische Stabilität eines Rekonstruktionsmaterials kompensiert werden. Die e.max CAD und Zirkon Kronen weisen wohl deshalb in unserer Studie gute Resultate vor.

Eine andere FEA untersuchte den Einfluss des E – Moduls des Restaurationsmateriales auf die darunterliegenden Strukturen. Die Resultate deuten darauf hin, dass je höher das E – Modul des Restaurationsmateriales liegt, desto kleiner ist die Stressbelastung im darunterliegenden Zement und dem Stumpf. Sie weisen auch darauf hin, dass je höher die Stressbelastung in den darunterliegenden Strukturen ist, desto höher ist das Risiko von Mikroleakage und Passungenauigkeiten, was sich mit vorangegangenen Studien deckt. Die in dieser Simulation verwendeten Stümpfe wiesen eine 0,5 – 0,7 mm Hohlkehlenpräparation und eine 1 – 1,5 mm okklusale Reduktion mit 6 Grad Konvergenz auf. Sie ziehen die Schlussfolgerung, dass dünnwandige Kronen aus Zirkon und Komposit resistent sind gegen Versagen, leuzitverstärkte Glaskeramik aber eher fehleranfällig ist. Der Fakt, dass es bei den Kompositkronen eher zu einem Debonding kommen kann, darf aber nicht vernachlässigt werden (Dejak, Mlotkowski & Langot, 2012, Kasseem, Atta & El-Mowafy, 2012).

Zur Zeit gibt es nur sehr wenige Studien, die sich mit der Frakturresistenz beschäftigen (Tsitrou, Helvatjoglu-Antoniades & van Noort, 2010, Bindl, Lüthy, & Mörmann, 2006) und die Tests beinhalten nur statische Belastung. Kürzlich wurde eine Studie durchgeführt bei welcher 3 verschiedene Präparationsgruppen miteinander verglichen wurden. Die Gruppe 1 war die traditionelle Gruppe (2 mm okklusale Reduktion, 6 Grad Konvergenz, Schulter gerundet 1,5 mm), Gruppe 2 war die minimal präparierte Gruppe (1,2 mm okklusale Reduktion, 6 Grad Konvergenz, Hohlkehle 0,8 mm), Gruppe 3 war die ultra - minimale Präparation (0,8 mm okklusale Reduktion, 6 Grad Konvergenz und eine Hohlkehle von 0,5 mm). Alle 3 Gruppen wurden mit CEREC Kronen (IPS Empress CAD, Leuzit verstärkte Glaskeramik) versorgt und mit Variolink II verklebt. Gesamt wurden 1,2 Mio. Kaubelastungen durchgeführt mit 6000 mal Thermocycling. Insgesamt wurde so auch 5 Jahre Kaubelastung simuliert. 3 von 10 der Gruppe 1 wiesen nach Kausimulation eine Fraktur auf. Bei der Gruppe 2 waren es 4 und bei der Gruppe 3 alle 10 Kronen. Diejenigen, welche noch keine Fraktur nach Kausimulation aufwiesen, wurden nun in einer Universalprüfmaschine auf die Bruchlast getestet. Die Frakturresistenz war in Gruppe 1 1070 N (SD +/- 181 N) und in Gruppe 2 1110 (SD+/- 222 N). Es bestand kein statistisch signifikanter Unterschied zwischen den beiden Gruppen. Die Forschungsgruppe schloss aus dieser Studie, dass die okklusale Veneerpräparation noch keine zuverlässige Form der Versorgung zu sein scheint (Skouridou, Pollington, Rosentritt & Tsitrou, 2013).

Es wurden bereits einige Studien zu sogenannten okklusalen Veneers durchgeführt. Dabei ging es vor allem darum, Zähne in Erosions- / Abrasionsgebissen minimal invasiv zu versorgen. 2 Studien der Universität of Southern California beschäftigen sich mit dieser Problematik. In einer werden 30 extrahiert Molaren mit 1,2 mm dicken okklusalen Veneers versorgt. Dabei wurden die Materialien IPS Empress CAD (Leuzit verstärkter Glaskeramik), IPS e.max CAD (Lithiumdisilikat verstärkte Glaskeramik) und ein Komposit (Paradigm MZ 100) zur Versorgung verwendet. Alle Restaurationen wurden mit dem CEREC 3 System hergestellt. Alle Restaurationen wurden adhäsiv (Z 100) verklebt. Alle Proben wurden zyklisch isometrisch belastet. Gestartet wurde bei 200N (5000 Zyklen), dann wurde schrittweise erhöht auf 400N, 600N, 800N, 1000N, 1200N und 1400N, maximal bei jeder Stufe 30'000 Zyklen. Die Anzahl Zyklen bis zum ersten Bruch wurden jeweils registriert. Maximal wurden 185'000 Zyklen durchgeführt. Die Resultate zeigen auf, dass IPS Empress CAD bei einer Durchschnittsbelastung von 900N versagt, keine der Proben überlebte alle 185'000 Zyklen (Überlebensrate von 0%). IPS e.max CAD und Paradigm MZ 100 zeigten hingegen Überlebensraten von 30% beziehungsweise 100% auf. Sie kommen in dieser Studie zum Schluss, dass posteriore, okklusale Veneers, hergestellt aus Komposit (Paradigm MZ 100) eine signifkant höhere Bruchresistenz aufwiesen, als IPS Empress CAD und IPS e.max CAD (Magne, Schlichting, Maia & Baratieri, 2010). In der zweiten Studie wurde derselbe Versuchsaufbau verwendet, jedoch mit 0,6 mm okklusalen Veneers im Molarenbereich. Zusätzlich wurde ein modifizierter Kompositblock (XR) mit in die Studie einbezogen. Empress CAD und e.max CAD versagen bei einer durchschnittlichen Belastung von 500 N und 800 N, keine der Proben überlebte alle 185'000 Zyklen. Bei MZ 100 und XR war die Überlebensrate 60% respektive 100% bei 185'000 Zyklen. Mit den Limitationen dieser Studie ziehen sie zusätzlich folgende Schlussfolgerungen: 1. Bei den Kompositrestaurationen waren keine katastrophalen Fehler, die Frakturen waren immer nur im Restaurationsmaterial. 2. Die CAD/CAM Komposite können für die Herstellung von dünnen okklusalen Veneers empfohlen werden, auch bei Patienten mit höheren Kaubelastungen. 3. Nur e.max CAD kann unter normalen okklusalen Belastungen für die Versorgung mittels dünnen okklusalen Veneers im Seitenzahnbereich empfohlen werden (Schlichting, Maia, Baratieri & Magne, 2011).

Später wurde eine FE Analyse durchgeführt, um die Stressbelastung innerhalb der oben verwendeten Restaurationsmaterialien zu erörtern. Die Stressbelastung in der Keramik war 17 – 29% höher als in den verwendeten Kompositrekonstruktionen. Sie vermuten, dass die ähnlichen E – Module des verwendeten Kompositmaterials (16 – 20 GPa) und des simulierten darunterliegenden Dentins (hier 18,5 GPa) eine Schlüsselrolle im möglichen Erfolg der Kompositveneers spielen könnten (Magne, Stanley & Schlichting, 2012).

Schlussfolgerungen

Die Nullhypothese dieser Studie war, dass zwischen den unterschiedlichen CAD/CAM Materialien und den verschiedenen Schichtstärken bei Molarenkronen keine Unterschiede in den Bruchwerten bestehen. Diese Nullhypothese konnte widerlegt werden. Es gibt sowohl zwischen den Materialien wie auch zwischen den Schichtstärken signifikante Unterschiede bei den Bruchwerten. Gute Ergebnisse weist das Material Lava Ultimate (Komposit) auf. Geht man davon aus, dass die maximale Beisskraft ungefähr 600 – 700 N betragen kann, so könnten folgende Materialen als sicher eingestuft werden: Bei 0,5 mm Schichtstärke: Lava Ultimate (Bruchlast nach 1,2 Mio. Kauzyklen: 677 N), bei 1 mm Schichtstärke: Lava Ultimate (1022 N), Enamic (772 N), e.max CAD (774 N), Zirkon inCoris TZI (2366 N), bei 1,5 mm Schichtstärke: Vita Mark II (635 N), Lava Ultimate (1699 N), Enamic (1063 N), e.max CAD (1241 N), Zirkon in Coris TZI (3120 N). Es fällt auf, dass die Werte von Glaskeramik eher niedrig sind. Dies liegt sicher auch an dem gewählten Versuchsaufbau, welcher eher ein „worst case" Szenario für die Rekonstruktionen darstellt. Das gewählte E – Modul des Stumpfes mit 2,5 GPa ist relativ niedrig, was zu einer höheren Stressbelastung im Rekonstruktionsmaterial führt und dementsprechend zu einem früheren Versagen. Des Weiteren wurde eine Kausimulation mit gleichzeitigem Thermocycling durchgeführt, was die Bruchlast weiter senken kann, da sowohl der Klebeverbund wie auch das Rekonstruktionsmaterial stark belastet wurden. Daher sind die Bruchlastwerte bei allen Materialien eher als tief anzusiedeln. Sowohl Lava Ultimate 0,5 mm Kronen wie auch die Vita Mark II 1,5 mm Kronen sind von den Werten her grenzwertig als sicher einzustufen. Die Beobachtung, dass ein annähernd gleiches E – Modul des Rekonstruktionsmaterials zu dem Stumpfmaterial einen positiven Einfluss auf die Stabilität einer Rekonstruktion haben könnte, kann auch in dieser Studie beobachtet werden. Es handelt sich um eine Invitro Studie, welche nicht eins zu eins auf die Mundsituation übertragen werden kann. Aber der Versuchsaufbau und die Beobachtungen ermöglichen es, ähnlich einer FE Analyse, die verschiedenen Parameter, unter anderem die E – Module zu variieren und den Einfluss derer auf eine Vollkeramikrekonstruktion zu validieren. Weitere Studien in diese Richtung und zu standardisierten Materialversuchen müssen in Zukunft folgen.

Literaturverzeichnis

1. Özcan, M. & Vallittub, P. K. (2003). Effect of surface conditioning methods on the bond strength of luting cement to ceramics. (19), 725 - 731.

2. Özcan, M., Matinlinna, J., Vallittu, P. & Huysmans, M.-C. (2004). Effect of drying time of 3-methacryloxypropyl- trimethoxysilane on the shear bond strength of a composite resin to silica-coated base/noble alloys . *Dental Materials* , S. 586 - 590.

3. 3M ESPE. (2012). *Lava Ultimate, CAD / CAM Restauration aus Resin Nano Keramik, Technisches Produktprofil.*

4. Amaral, R., Özcan, M., Bottino, M. & Valandro, L. (Dezember 2011). Resin bonding to a feldspar ceramic after different ceramic surface conditioning methods: evaluation of contact angle, surface pH, and microtensile bond strength durability. *J Adhes Dent* , S. 551-560.

5. Attia, A. & Kern, M. (2004). influence of cyclic loading and luting agents on the fracture load of two all - ceramic crown systems. *The journal of prosthodontic dentistry* (92), S. 551 - 556.

6. Behr, M., Rosentritt, M., Mangelkramer, M. & Handel, G. (2003). The influence of different cements on the fracture resistance and marginal adaptation of all-ceramic and fiber-reinforced crowns. *The international journal of prosthodontics* (16), S. 538 - 542.

7. Bindl, A., Lüthy, H. & Mörmann, W. (2006). Strength and fracture pattern of monolithic CAD / CAM - generated posterior crowns. *Dental Materials* (22), S. 29 - 36.

8. Bindl, A., Richter, B. & Mörmann, W. (2005). Survival of Ceramic Computer-aided Design/Manufacturing Crowns Bonded to Preparations with reduced macroretention geometry. *Int J Prosthodont* (18), S. 219 - 224.

9. Blatz, M., Kern, M. & Avishai, M. (Januar 2004). Adhäsive Befestigung hochfester Vollkeramikrestaurationen. *Quintessenz*, S. 33-41.

10. Bojemüller, E. & Coldea, A. (2012). *Technisch-Wissenschaftliche Dokumentation, Materialeigenschaften, In-vitro-, in-vivo-Tests.* Bad Säckingen: VITA.

11. Brentel, A. S., Özcan, M., Valandroa, L. F., Alarc, L. G., Amaral, E. & Bottino, M. A. (2007). Microtensile bond strength of a resin cement to feldpathic ceramic after different etching and silanization regimens in dry and aged conditions . *dental materials* (23), S. 1323 - 1331.

12. Davis, G., Tayeb, R., Seymour, K. & Cherukara, G. (2012). Quantification of residual dentine thickness following crown preparation. *Journal of Dentistry* (40), S. 571 - 576.

13. Dejak, B., Mlotkowski, A. & Langot, C. (2012). Three-dimensional finite element analysis of molars with thin-walled prosthetic crowns made of various materials. *Dental Materials* (28), S. 433 - 441.

14. Dietschi, D., Monasevic, M., Krejci, I. & Davidson, C. (2002). Marginal and internal adaptation of class II Restorations after immediate or delayed composite placement. *Journal of Dentistry*, 259 - 269.

15. Edelhoff, D. & Sorensen, J. (Juni 2002). Tooth structure removal associated with varios preparation designs for posterior teets. *Int J Periodontics Restorative Dent*, S. 241 - 9.

16. Fasbinder, D. (2006). Multi-Center Trial: Margin Fit and Internal Adaptation of CEREC Crowns. (S. o. Mörmann WH (ed.), Hrsg.) *Quintessence*, Poster.

17. Federlin, M., Krifka, S., Herpich, M., Hiller, K.-A. & Schmalz, G. (2007). Partial Ceramic Crowns: Influence of Ceramic Thickness, Preparation Design and Luting Material on Fracture Resistance and Marginal Integrity In Vitro. *Operative Dentistry*, 251 - 260.

18. Güth, J.-F., Wallbach, J., Stimmelmayr, M., Gernet, W., Beuer, F. & Edelhoff, D. (2013). Computer - aided evaluation of preparations for CAD / CAM - fabricated all - ceramic crowns. *Clin Oral Invest* (17), S. 1389 - 1395.

19. Hidaka, O., Iwasaki, M., Saito, M. & Morimoto, T. (July 1999). Influence of clenching intensity on bite force balance, occlusal contact area and average bite pressure. *J Dent Res* (7), S. 1336 - 1344.

20. Huo, B. (2005). An inhomogeneous and anisotropic constitutive model of human dentin. *Journal of Biomechanics* (38), S. 587 - 594.

21. Ivoclar vivadent. (2009). *IPS e.max CAD, Verarbeitungsanleitung LABSIDE*. Schaan, FL: ivoclar vivadent, technical.

22. Ivoclar vivadent. (2009). *IPS e.max CAD, wissenschaftliche Dokomentation*. Schaan, Liechtenstein: ivoclar vivadent.

23. Jüde, H. (1986). *Einführung in die zahnärztliche Prothetik* (3. Auflage Ausg.). Dtsch. Ärzteverlag.

24. Kasseem, A., Atta, O. & El-Mowafy, O. (2012). Fatigue Resistance and microleakage of CAD / CAM Ceramic and Composite Molar crowns. *Journal of Prosthodontics* (21), S. 28 - 32.

25. Kelly, J. (Juni 1999). Clinically relevant approach to failure testing of all - ceramic restorations. *J Prosthet Dent* , 652 661.

26. Kelly, J. (1995). Perspective on strength. *Dent Mater* (11), 103 - 110.

27. Kerschbaum, T. & Voss, R. (1981). Die praktische Bewährung von Krone und Inlay. *Dtsch Zahnärztl Z* (36), S. 243 - 249.

28. Kingery, W. & Bowen, H. (1976). Introduction to ceramics. *New York, John Wiley*.

29. Kinney, J., Marshall, S. & Marshall, G. (2003). The mechanical properties of human dentin: a critical review and re-evaluation of the dental literature. *Crit Rev Oral Biol Med* (14), S. 13 - 29.

30. Krejci, I., Reich, T. & Lutz, F. (1990). In-vitro-test procedure for the evaluation of dental restoration systems. *Schweiz Monatsschr Zahnmed*, S. 953 - 960.

31. Lee, J.-W., Cha, H.-S. & Lee, J.-H. (2011). Curing efficiency of various resin-based materials polymerized through different ceramic thickness and curing time. *J Adv Prosthodont* (3), S. 126 - 131.

32. Liu, B., Lu, C., Wu, Y., Zhang, X., Arola, D. & Zhang, D. (2011). The effects of adhesive type and thickness on stress distribution in molars restored with all ceramic crowns. *Journal of Prosthodontics* (20), S. 35 - 44.

33. Mörmann, W. H., Rathke, A. & Lüthy, H. (1998). Der Einfluss von Präparation und Befestigungsmethode auf die Bruchlast vollkeramischer Computerkronen. *Acta Med Dent Helv* (3), S. 29 - 35.

34. Mörmann, W. (2006). The evolution of the CEREC system. *JADA* (137), 7 - 13.

35. Mörmann, W., Wolf, D., Ender, A., Bindl, A., Göhring, T. & Attin, T. (2009). Effect of Two Self - Adhesive Cements on Marginal Adaptation and strength of esthetic ceramic CAD / CAM Molar Crowns. *Journal of Prosthodontics* (18), S. 403 - 410.

36. Magne, P. (2005). Immediate dentin sealing: a fundamental procedure for indirect bonded restorations. *J Esthet Restor Dent* , 144 - 155.

37. Magne, P. & Douglas, W. (1999). Porcelain veneers: Dentin bonding optimization and biomimetic recovery of the crown. *Int J Prosthodont* , 111 - 121 .

38. Magne, P., Schlichting, L. H., Maia, H. P. & Baratieri, L. N. (2010). In vitro fatigue resistance of CAD/CAM composite resin and ceramic posterior occlusal veneers. *J Prosthet Dent* , 149 - 157.

39. Magne, P., Stanley, K. & Schlichting, L. H. (2012). Modeling of ultrathin occlusal veneers. *Dental Materials* (28), 777 - 782.

40. Marshall, D. & Lawn, B. (1979). Residual Stress Effects in Sharp - Contact Cracking: I. Indentation Fracture Mechanics. *J Mater Sci* (14), S. 2001 - 2012.

41. May, L., Kelly, R., Bottino, M. & Hill, T. (2012). Effects of cement thickness and bonding on the failure loads of CAD / CAM ceramic crowns: Multi - physics FEA modeling and monotonic testing. *Dental Materials* (28), S. 99 - 109.

42. Mehl, A., Ender, A., Mörmann, W. & Attin, T. (2009). Accuracy testing of a new intraoral 3D camera. *Int J Comput Dent*, 11 - 28.

43. Meng, X., Xie, Z., Chen, Y. & Gu, N. (2011). Effects of sandblasting on surface character and resin bond of zirconia ceramic. *Zhonghua Kou Qiang Yi Xue Za Zhi*, S. 370 - 374.

44. Mohammadzadeh Akhlaghi, N., Jalalian, E. & Hadegh, F. (2012). All - Ceramic Crown Preparation and the Remained wall Thickness of the Pulp Chamber. *J Dent Shiraz Univ Med Scien*, 146 - 150.

45. Polansky, R., Arnetzl, G., Haas, M., Keil, C., Wimmer, G. & Lorenzoni, M. (1995). Restdentinstärke nach 1.2mm Stufenpräparation für Vollkeramikkronen. *Dtsch Zahnärztl Z* (50), S. 658.

46. Quinn, G., Hoffman, K. & Quinn, J. (2012). Strength and fracture origins of a feldspathic porcelain. *Dental Materials* (28), S. 502 - 511.

47. Rekow, E., Harsono, M., Janal, M., Thompson, V. & Zhang, G. (2006). Factorial analysis of variables influencing stress in all-ceramic crowns. *Dental Materials* (22), S. 125 - 132.

48. Rosentritt, M., Plein, T., Kolbeck, C., Behr, M. & Handel, G. (2000). In vitro fracture force and marginal adaptation of ceramic crowns fixed on natural and artificial teeth. *The international Journal of prosthodontics* (5), S. 387 - 391.

49. Rossbach, A. (1982). *Kronen und Brücken. In: SCHWENZER N.: Zahn-, Mund- und Kieferheilkunde* (Bd. 3. Band). Georg Thieme Verlag.

50. Scherrer, S. & de Rijk, W. (1993). The fracture resistance of all - ceramic crowns on supporting structures with different elastic moduli. *The international journal of prosthodontics* (5), S. 462 - 467.

51. Schlichting, L., Maia, H., Baratieri, L. & Magne, P. (2011). Novel-design ultra-thin CAD / CAM composite Resin and ceramci occlusal veneers for the treatment of severe dental erosion. *J Prosthet Dent* (105), S. 217 - 226.

52. Schwickerath, H. (1992). The Strength Characteristics of CEREC. *Quintessenz* (43), 669 - 677.

53. Shahrbaf, S., vanNoort, R., Mirzakouchaki, B., Ghassemieh, E. & Martin, N. (2013). Effect of the crown design and interface lute parameters on the stress - state of a machined crown - tooth system: A finite element analysis. *Dental Materials*, S. 1 - 9.

54. Sirona, the dental company. (2011). *Transluzentes Zirkonoxid-Keramikblöcke für inLab, Verarbeitungsanleitung: Restaurationsherstellung von Kronen und Brücken.* Bensheim: Sirona.

55. Skouridou, N., Pollington, S., Rosentritt, M. & Tsitrou, E. (2013). Fracture resistance of minimally prepared all-ceramic CEREC crowns after simulation 5 years of service. *Dental Materials* (29), S. 70 - 77.

56. Sobrinho, L., Cattell, M., Glover, R. & Knowles, J. (1998). Investigation of the dry an wet fatigue properties of three all - ceramic crown systems. *The international Journal of prosthodontics* (11), S. 255 - 262.

57. Sorensen, J. & Munksgaard, E. (1996). Relative gap formation of resin-cemented ceramic inlays and dentin bonding agents. *J Prothet Dent* (76), S. 374 - 377.

58. Stappert, C., Chitmongkolsuk, S., Silva, N., Att, W. & Strub, J. (2008). Effect of mouth - motion fatigue and thermal cycling on the marginal accuracy of partial coverage restorations made of various dental materials. *Dental Materials*, 1248 - 1257.

59. Thompson, V. & Rekow, D. (2004). Dental ceramics and the molar crown testing ground. *J Appl Oral Sci* (12), S. 26 - 36.

60. Tsitrou, E., Helvatjoglu-Antoniades, M. & van Noort, R. (2010). A preliminary evaluation of the structural integrity and fracture mode of minimally prepared resin bonded CAD / CAM Crowns. *Journal of Dentistry* (38), S. 16 - 22.

61. Varga, S., Spalj, S., Varga, M., Milosevic, S., Metrovic, S. & Slaj, M. (2011). Maximum voluntary molar bite force in subjects with normal occlusion. *European Journal of Orhodontics*, S. 427 - 433.

62. VIDENT. (2003). *VITA, VITABLOCS Mark II for CEREC, Materials Science and Clinical Studies.* Brea, CA: VIDENT.

63. VITA. (2012). *VITABLOCS for CEREC / inLab, Verarbeitungsanleitung.* Bad Säckingen, Germany: VITA.

64. ZHANG, X. & Wang, F. (2011). Hardness of resin cement cured under different thickness of lithium disilicate - based ceramic. *Chin Med J*, S. 3762 - 3767.

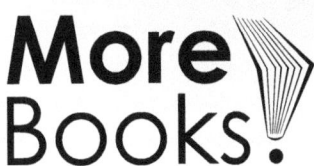

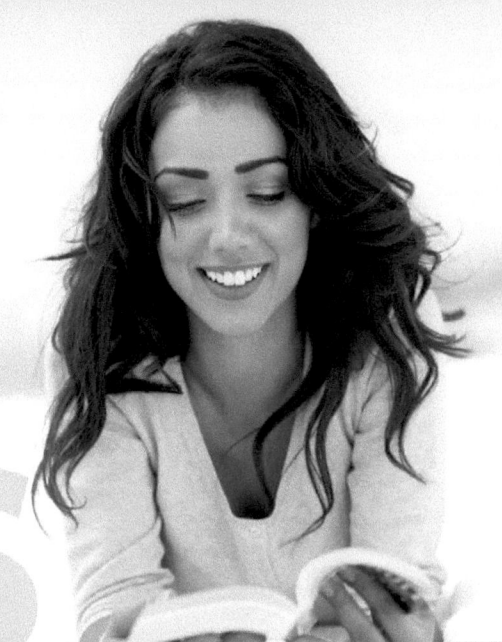

i want morebooks!

Buy your books fast and straightforward online - at one of world's fastest growing online book stores! Environmentally sound due to Print-on-Demand technologies.

Buy your books online at
www.get-morebooks.com

Kaufen Sie Ihre Bücher schnell und unkompliziert online – auf einer der am schnellsten wachsenden Buchhandelsplattformen weltweit! Dank Print-On-Demand umwelt- und ressourcenschonend produziert.

Bücher schneller online kaufen
www.morebooks.de

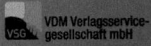

VDM Verlagsservicegesellschaft mbH
Heinrich-Böcking-Str. 6-8   Telefon: +49 681 3720 174   info@vdm-vsg.de
D - 66121 Saarbrücken   Telefax: +49 681 3720 1749 www.vdm-vsg.de

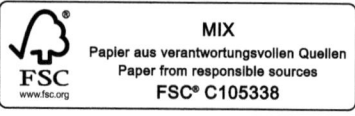

Printed by Books on Demand GmbH, Norderstedt / Germany